即時埋入 vs. 待時埋入

Osseointegration study club of Japan

オッセオインテグレイション・スタディクラブ・オブ・ジャパン

7th ミーティング　抄録集

監修　木原敏裕

編　夏堀礼二／船登彰芳／石川知弘／水上哲也

本別冊は、2008年7月26日(土)、27日(日)に泉ガーデンギャラリーで開催された「オッセオインテグレイション・スタディクラブ・オブ・ジャパン 7th ミーティング」を再編集したものである。

クインテッセンス出版株式会社

序

会長　木原敏裕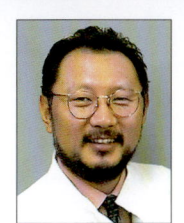

　日本におけるインプラント治療も、一般の人々に認められるようになるにつれて、その要求度も高いレベルのものとなってきた。

　インプラント治療が登場した当初は「噛めなかったものが噛めるようになれば良い」というところから、最近では「より早く、より美しく、天然歯と変わらない治療」を求められるようになり、またそれが現実的に可能な状況となってきた。

　しかし、患者の要求に応えるということだけではなく、われわれの行っていくインプラント治療は、整合性があり、より成功率の高いものとなっていかなければ、正しい方向での進歩はありえないと考える。

　そこで、今回の2008年OJ年次ミーティングでは、米国・シアトルでペリオ、インプラントの専門医として開業されている秋本　健先生に来日いただき、「Changing Concepts and Current Challenges of Dental Implants」というタイトルで講演していただくこととした。具体的には、

・Changing Criteria of Tooth Extraction
・Immediate vs. Delayed Placement in Anterior Esthetic Zone
・Current Challenges of Immediate Implant

という3つのテーマ、すなわち、抜歯に対する考え方、審美領域において即時埋入と待時埋入のどちらを選択するか、そして即時埋入に対する現在の試みに焦点を当て、成功率を高めるためには何を考え、どのように処置を進めれば良いのかについて、的確な内容の講演をお願いし、かなりの成果があったと思われる。また、毎年併設している歯科衛生士と歯科技工士のセッションにおいても、メインテナンスや補綴の新しい分野について、さまざまな情報が得られたものと思われる。

　さらに、毎年2月に行っているミッドウィンターミーティングにおいても、各地からの若いドクターの発表があり、歯科治療の進歩の早さに驚かされることが多くなり、今後の展開も楽しみとなってきた。

　歯科治療は科学に基づいた芸術である。単に噛める、美しいというだけではなく、そこに理論的背景を持ったうえで進めていくことが重要である。

　OJという場が、インプラントだけでなく、これからの日本の歯科医療に対して貢献できるスタディークラブとして発展していくことを望む。

CONTENTS

会員発表

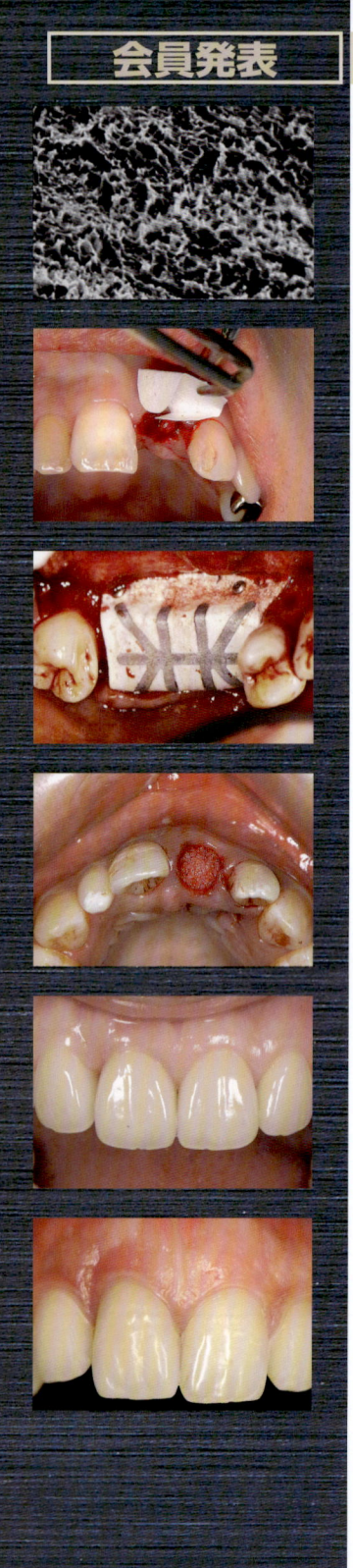

- インプラントの表面性状を再考する

　　　　　　　　　　　　　　　　　長澤成明　　10

- ソケットプリザベーションによる
歯槽骨容積の保存率

　　　　　　　　　　　　　　　　　金成雅彦　　16

- 歯周病治療のコンセプトに基づいた
インプラント治療

　　　　　　　　　　　　　　　　　中家麻里　　22

- 審美領域における
ソケットプリザベーションの有用性

　　　　　　　　　　　　　　　　　瀧野裕行　　28

- 審美領域におけるインプラント修復の
マネージメントについて
〜Challenges of the Esthetic Zone〜

　　　　　　　　　　　　　　　　　林　丈裕　　34

- 上顎前歯単独歯欠損における抜歯後即時
インプラント埋入法の長期的安定性について

　　　　　　　　　　　　　　　　　鍋島弘充　　40

CONTENTS

シンポジウム1

■ 抜歯基準の変化
　—特に残根の処置について—

　　　　秋本　健　**46**

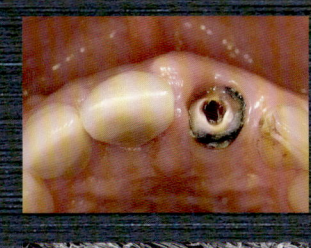

■ 微小循環から視た組織治癒反応

　　　　信藤孝博　**52**

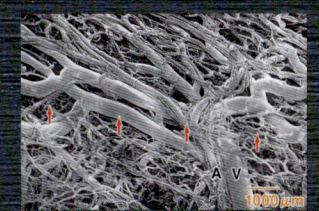

シンポジウム2

■ 審美領域における抜歯後即時
　インプラント埋入 vs. 待時インプラント埋入

　　　　秋本　健　**66**

■ 審美領域における抜歯後即時埋入と
　待時埋入を考察する

　　　　夏堀礼二　**74**

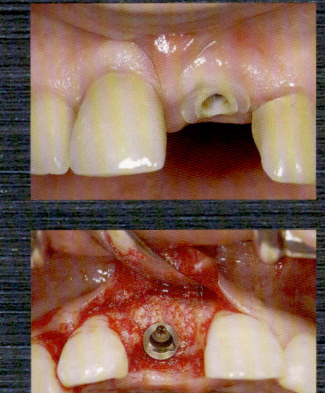

シンポジウム3

■ 抜歯後即時インプラント埋入における
　現在の挑戦

　　　　秋本　健　**88**

■ インプラント治療の潮流における
　抜歯後即時埋入の位置づけ

　　　　船登彰芳　**94**

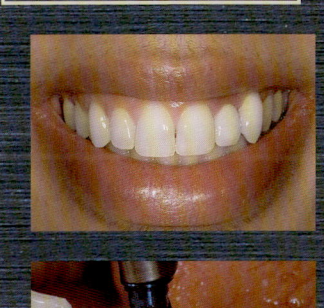

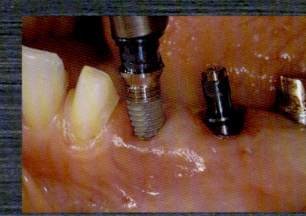

執筆者一覧 (五十音順、敬称略)

秋本　健(米国・ベルビュー開業、ワシントン大学歯周病科)
金成雅彦(クリスタル歯科)
長澤成明(API-Japan、長澤歯科医院)
中家麻里(なかや歯科)
夏堀礼二(夏堀デンタルクリニック)
鍋島弘充(愛知学院大学歯学部顎口腔外科学講座、医療法人医仁会・さくら病院歯科口腔外科インプラント診
　　　　療部)
信藤孝博(医療法人のぶとう歯科医院)
瀧野裕行(医療法人社団裕和会・タキノ歯科医院)
林　丈裕(吉樹デンタルクリニック)
船登彰芳(5-D Japan、なぎさ歯科クリニック)

7thミーティング委員およびファウンダー (五十音順、敬称略)

会長
木原敏裕

副会長
上田秀朗、土屋賢司、西村　眞

特別顧問(常任理事兼任)
岡田隆夫、宮本泰和

常任理事
石川知弘、榊　恭範、鈴木真名、夏堀礼二、船登彰芳、真木宏明、水上哲也、南　昌宏、
三好敬三

ファウンダー
伊藤雄策、糸瀬正通、稲川英史、榎本紘昭、大塚　隆、小野善弘、河津　寛、河原英雄、
小宮山彌太郎、佐藤直志、菅井敏郎、添島義和、内藤正裕、中村公雄、中村社綱、
波多野尚樹、細山　愃、本多正明、村上　斎、森本啓三、山﨑長郎

会員発表

長澤成明
金成雅彦
中家麻里
瀧野裕行
林　丈裕
鍋島弘充

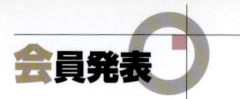

インプラントの表面性状を再考する

長澤成明

API-Japan、長澤歯科医院

はじめに

インプラント治療に対する要求が高まり、骨質の乏しい部位への埋入や骨量の不足した部位への埋入が広く臨床で実践されはじめている。このようなインプラント治療の適応症の拡大は、インプラント埋入部位への骨造成を含めた環境整備に対する手術方法の開発応用のみならず、インプラントシステムツールの改良が大きく貢献しているのは言うまでもない。そこで、われわれのスタディグループでは、インプラントシステムの特性を明らかにする目的で、過去2年間、本学会でインプラント体の形状とドリル特性およびクレストモジュールとインプラントウィズに検討を加え、発表してきた。今回は、インプラントの表面性状（トポグラフィー）にフォーカスを当て検討を加える。さらに、バイオアクティブサーフェイスについても検討を加える。

機械研磨表面とラフサーフェイス

インプラントが臨床応用されたのは、今から約40年前の1965年で、当時のインプラントの表面性状は機械研磨と呼ばれるものであった。その後、1990年代になると、機械研磨表面にさまざまな方法で微細な凹凸を付与したラフサーフェイスが登場した。このインプラント体表面の微細構造は、インプラントシステムごとで異なっている。すなわち、それぞれのインプラントシステムは処理方法により、特徴のある性状が付与されいる（図1-a〜e）。このような表面性状の改良は、インプラントの生存率を向上させた[1]。また、in vivoおよびin vitroの研究において骨芽細胞が機械研磨表面と二重酸処理した表面で形成する骨を比較検討した結果、二重酸処理表面では、骨形成因子の遺伝子発現が異なり、より硬く薄い骨がより早く形成された[2,3]。

この骨芽細胞の活性化は、オッセオインテグレーションにどのような影響を及ぼすのであろうか。オッセオインテグレーションは、光学顕微鏡レベルでインプラント体と骨が介在物なしに接触していること、と定義されている[4]。しかし、電子顕微鏡レベルでは骨とチタンの間に介在物が認められ、完全に一体化はしておらず、どのような様式で接触しているかは未だ明らかにされていない。生体内の骨は破骨細胞と骨芽細胞の共合作用により、数ヵ月で置換されている（図2）。埋入時も、この骨改造現象を原動力としてのインプラント周囲に骨が形成される（図3）[5]。このとき、破骨細胞は、ドリリング操作などの外科処置により活性化される。インプラントの表面性状を変化させることで、この破骨細胞の活性化が変化するとの報告[6]もあるが、この変化は外科処置によって引き起こされる炎症性細胞の活性化と比べると、オッセオインテグレーションに対する影響はわずかなものである。すなわち、破骨細胞の活性化は、埋入操作に大きな変化を加えない限り制御できない。そこで、骨芽細胞を活性化させることこそが、オッセオインテグレーションに変化を起こす原動力となる。

バイオアクティブサーフェイス

先にも述べたように、ラフサーフェイスにより、骨質の乏しい部位やショートインプラントの生存率が向上し、適応範囲が広がるとともに、インプラントの生存率も向上した。しかし、生存率は100％を達成した

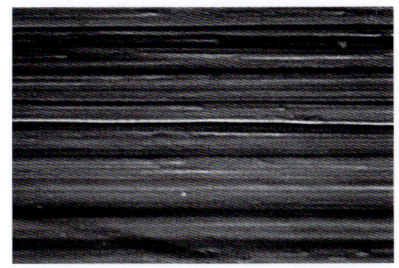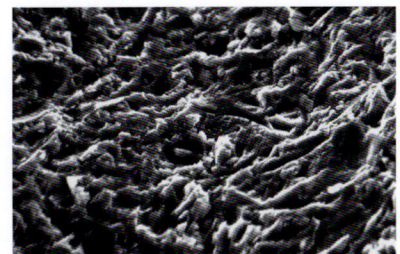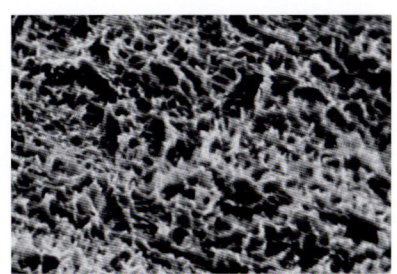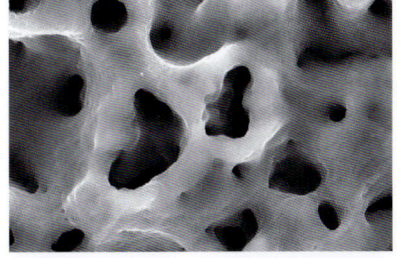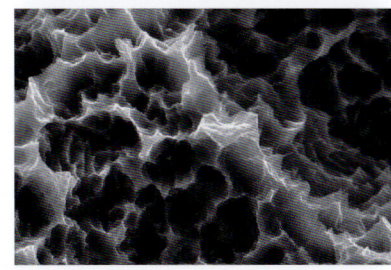

図1-a	図1-b	図1-c
	図1-d	図1-e

図1-a〜e 代表的なインプラントシステムの走査型電子顕微鏡像（×2,000）を示した。a：機械研磨表面、b：TiO₂でのブラスト処理、c：二重酸処理、d：陽極酸化処理、e：酸化アルミナでブラスト処理後に酸処理。

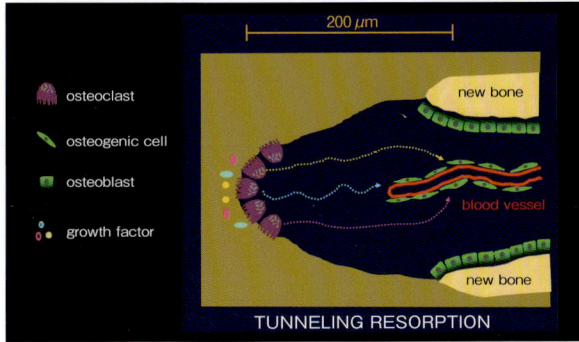

図2 骨改造現象は生体内で日常的に行われている骨の再生である。破骨細胞が既存骨を貪食すると、骨の吸収窩に血管新生が起こり、この血管上を内皮細胞とともに骨原性細胞（造骨能力のある未分化細胞）が運ばれてくる。破骨細胞からの活性化因子が骨原生細胞を骨芽細胞に変化させ、吸収窩を埋める形で骨芽細胞が新生骨を添加していく。

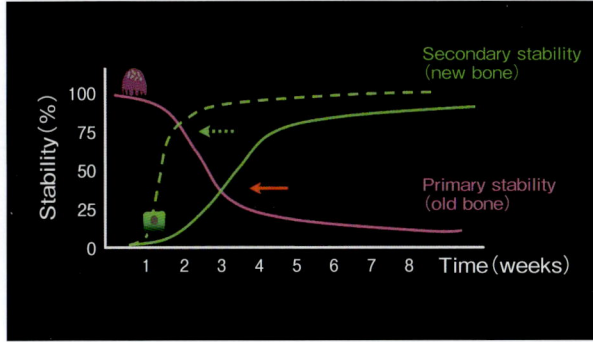

図3 埋入時の炎症刺激により、マクロファージなどの貪食能をもつ細胞が活性化されることで初期固定を獲得したインプラント周囲の骨は急激に吸収される。それに伴い、初期固定は低下するが、骨芽細胞が活性化され、インプラント周囲に新生骨を形成することで、オッセオインテグレーションが獲得される。破骨細胞の既存骨吸収と骨芽細胞の新生骨添加のターンオーバーする期間は、初期固定がもっとも不安定になる時期である（文献5より引用・改変）。

表1 バイオアクティブサーフェイスの分類

分類	サーフェイスの特徴	用いられる物質
①新しい形状	インプラントの微細構造をより骨芽細胞が活性化する形状に改良する	
②成長因子	芽細胞の活性化を促進する生理活性物質のキャリアとなる	・BMP ・PDGF ・FGF
③他の物質	化学的にチタンを変化させる、あるいはチタン以外物質を応用し、骨芽細胞を活性化させる	・リン酸カルシウム（HA） ・フッ化処理 ・ジルコニア

わけではなく、とくに骨質の悪い部位やショートインプラントの生存率は、通常埋入部位と比べて低いと言わざるをえない。このような背景から、さらなる成功率の向上を求めてバイオアクティブサーフェイスが開発されている（**表1**）。

ここで、われわれ歯科医師が熟考しなければならないことがある。機械研磨表面とラフサーフェイスではオッセオインテグレーションに違いが生じることは明らかになっている。

会員発表

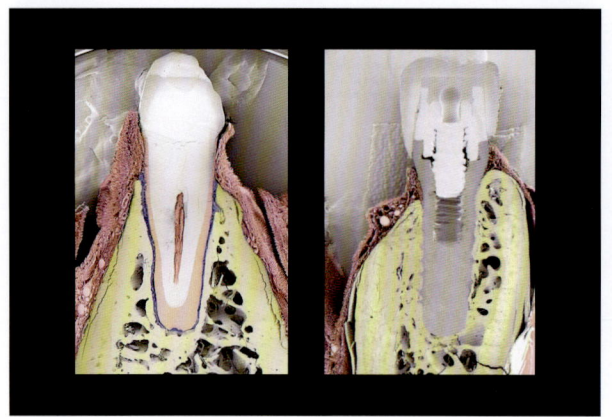

図4 天然歯周囲とインプラント周囲骨のSEM像（弱拡大）。いずれも一層の緻密骨で覆われている。また、天然歯周囲の緻密骨に対し、インプラント周囲では緻密骨は薄い。

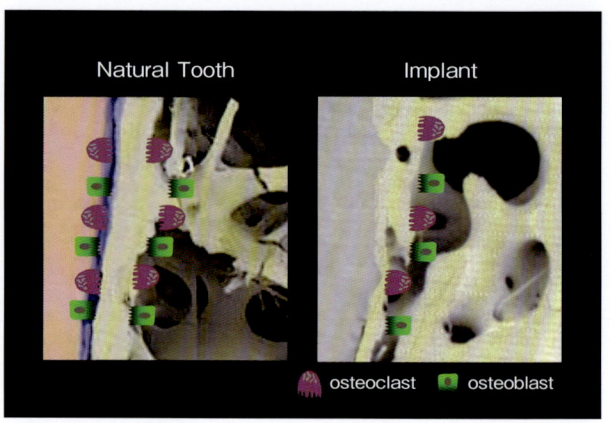

図5 天然歯周囲とインプラント周囲骨のSEM像（強拡大）。天然歯周囲は歯根膜側と海綿骨側からの両方向で代謝され骨改造が行われている。一方、インプラント周囲はインプラントと周囲の緻密骨の間に血管が存在せず、海綿骨側からの一方向性の代謝経路しか存在しない。

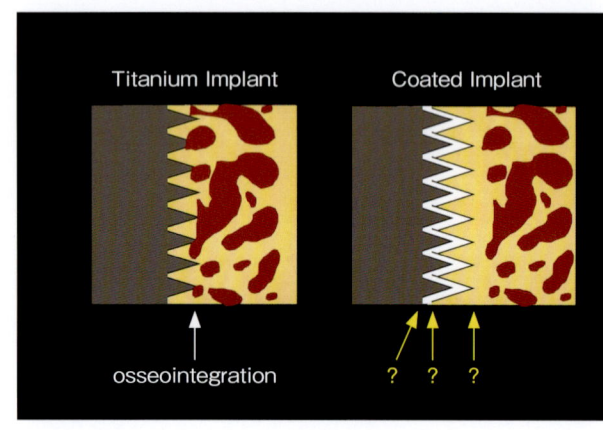

図6 チタンと骨はオッセオインテグレーションを獲得する。チタン以外の化学物質（マテリアル）を応用する際には、チタンとマテリアルの結合はどのようなものか、マテリアルに対し骨はどのような新生骨を形成するか、といった多くの疑問が存在する。

しかし、オッセオインテグレーションの本体がいまだ解明されておらず、さらに、どのようなラフサーフェイスがもっとも効果があるのかが明らかになっていない点である。このようなエビデンス不足の状況で、新しいサーフェイスが開発されたときに、その改良は真に有効であるのか、そしてその改良はユーザーフレンドリーであるのかを考えるべきである。新しい表面性状を付与したシステムは、旧来のものに比べて高価格である場合が多く、その価格に見合うだけの臨床結果が得られるかどうかを、術者であるわれわれが判断しなければならない。このことこそ、今、表面性状を再考する意義であると考える。

ここで、天然歯周囲骨とインプラント周囲骨を走査型電子顕微鏡（SEM）像で比較してみる（図4、5）。このSEM像から、インプラント周囲骨は天然歯周囲骨と比べて薄い緻密骨で覆われていることがわかる。天然歯周囲骨は、歯根膜と海綿骨の両方向からの代謝を受ける。これに対し、インプラント周囲骨は海綿骨からの代謝経路しか存在せず、その結果として、緻密骨のボリュームに差が生じたものと考える。

この代謝の違いは、天然歯では矯正力により歯の移動が可能であるのに対し、インプラントでは矯正力によるインプラントの移動が困難であることの理由でもある。さらに、この代謝様式の違いは、インプラントの長期間の安定を考えるうえで、重要な要素である。生体内の骨は骨改造現象により、新生骨に置き換えられることで恒常性を維持している。これは、インプラント周囲骨も例外ではない。インプラント埋入時には、炎症細胞の活性化に伴うインプラント周囲からの骨新生と海綿骨からの骨新生の双方向性の代謝経路が存在

12

インプラントの表面性状を再考する

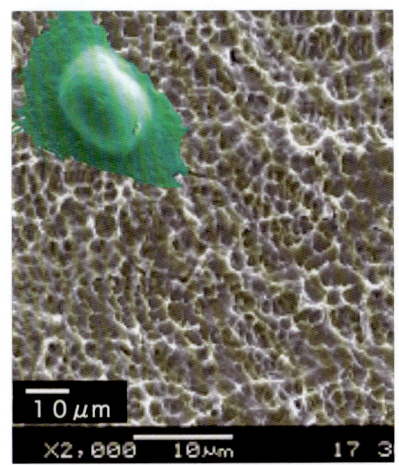
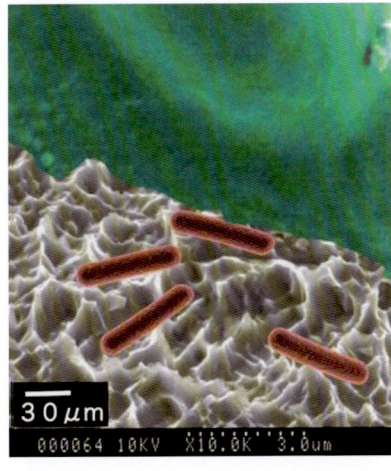
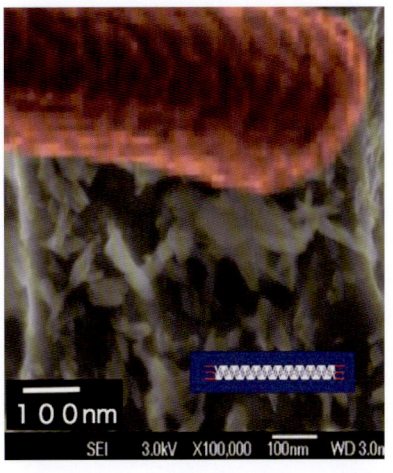

| 図7-a | 図7-b | 図7-c |

図7-a～c　a：ナノテクノロジーを応用したインプラント表面のSEM像（×2,000）。標準的な大きさの細胞を重ね合わせている。b：ナノテクノロジーを応用したインプラント表面のSEM像（×10,000）。この倍率になると、細菌が確認できる。分解能はまだμレベルである。c：ナノテクノロジーを応用したインプラント表面のSEM像（×100,000）。チタンの表面に、リン酸カルシウムの結晶が確認できる。この拡大率で初めてナノレベルの分解能になる。さらに、右下に生体内では巨大分子であるコラーゲン分子を重ね合わせた。

図8　GBR後24週の再生骨の光学顕微鏡像（弱拡大）を示す。マテリアルの周囲に幼弱骨が造成している。

図9　GBR後24週の再生骨の光学顕微鏡像（強拡大）を示す。GM：ウシ由来焼成骨。WB：幼弱新生骨。

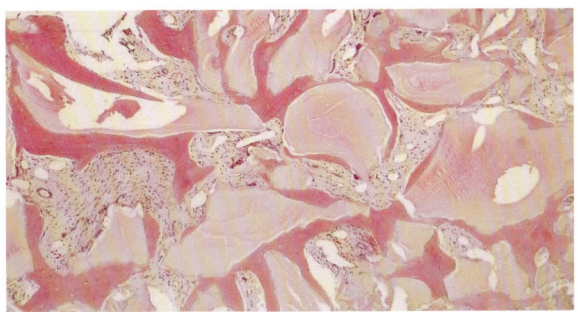
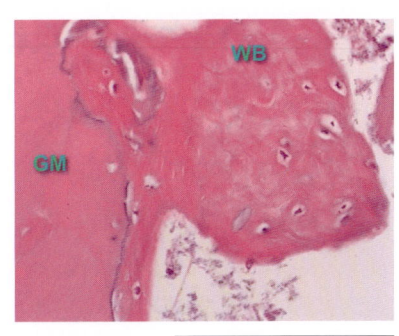

| 図8 | 図9 |

するが、ひとたびオッセオインテグレーションが獲得されると、海綿骨からの一方向の代謝経路のみとなる。そこで、長期的なインプラント周囲骨の変化を考えると、インプラントと周囲の緻密骨に剥がれが生じたときに、その部位には血管が存在しないことから、炎症も起こりにくく、この部位を修復する場合は、海綿骨側からの自然修復を待たざるを得ない。

このことは、バイオアクティブサーフェイスを検討するうえで、大きな要素になると考える。すなわち、チタン以外の化学物質をインプラントにどのように添加するかについては、慎重に考慮する必要があるということである（図6）。

ナノテクノロジーの応用

近年、ナノテクノロジーという言葉をよく耳にする。この言葉は、物質をナノメートル（nm、1 nm=10⁻⁹m）の大きさで取り扱う技術のことである（図7）。このサイズは物質の分子や原子の大きさに匹敵することから、分子レベルで物質を取り扱う技術を意味する。細胞は分子レベルで物質を認識し、その挙動を変化させることから、細胞に対し、より直接的に細やかな制御を行うことになる。

最近、このナノテクノロジーを応用した表面性状をもつインプラントがいくつかのメーカーから開発されている。リン酸カルシウムをナノレベルの大きさで結晶化させ、今までのラフサーフェイス上に付与したものである。リン酸カルシウムは骨再生における核として作用し、骨芽細胞を活性化する（図8、9）。

筆者らは、このバイオアクティブサーフェイスをもつインプラントを患者の了解と協力を得たうえで1回

13

会員発表

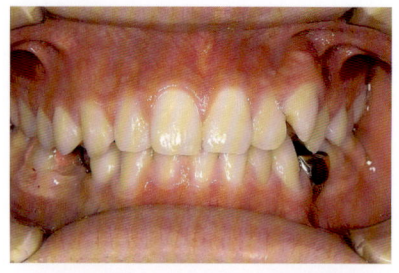 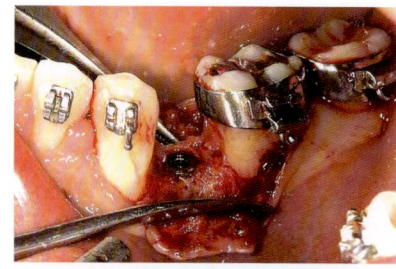
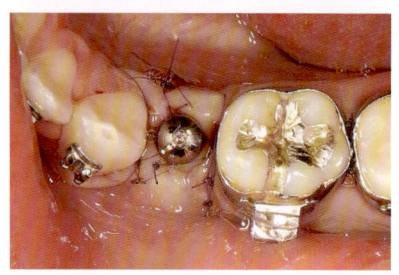 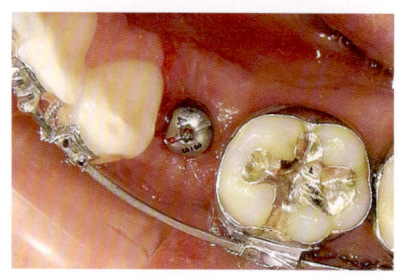

図10-a ｜ 図10-b

図10-a、b 下顎左側第一小臼歯部へのインプラント埋入。骨質、骨量ともに良好である。歯槽頂部で切開、フラップを剥離し、通常のプロトコールに従ってφ4.0×11.5mmのバイオアクティブサーフェイスを備えたインプラントを埋入した。

図11-a ｜ 図11-b

図11-a、b 初期固定は良好であり、テンポラリーヒーリングアバットメントを装着し、1回法で埋入を行った。

表2　埋入直後から埋入後12週までのISQ値および固定値

術後経過（週）	0	2	3	4	6	8	12
ISQ値*	81	78	80	79	78	79	79
固定度**（%）	100	96.3	98.8	97.5	96.3	97.5	97.5

*Osstell™ mentorを用いて測定。
**ISQ値から、術直後を100%とした場合の固定度。

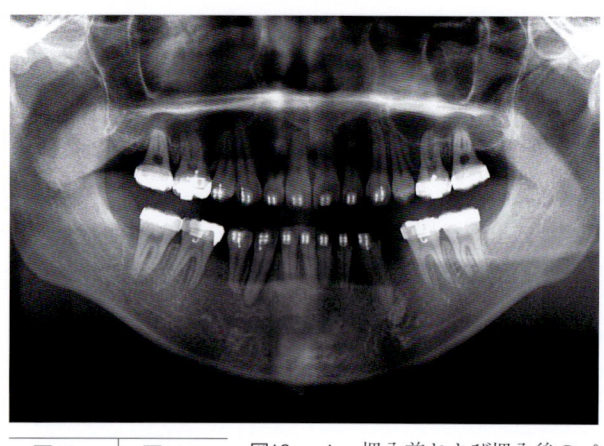 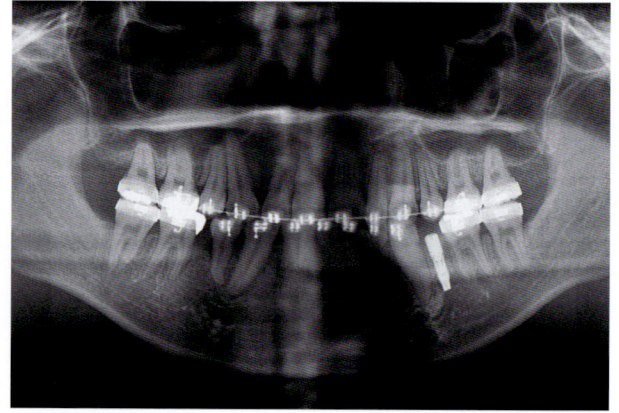

図12-a ｜ 図12-b　図12-a、b　埋入前および埋入後のパノラマX線像。

法にて埋入し（図10、11）、埋入直後から12週間、ISQ値を測定した（表2）。その結果（図12）、埋入時に得られた高いISQ値は、埋入直後から12週まで高い値を維持した。本症例は必ずしもバイオアクティブサーフェイスを用いる必要があるとは言えないが、埋入後2週目から12週目までほぼ一定のISQ値を示したことは興味ある結果である。

それでは、バイオアクティブサーフェイスが必要とされるのはどのような症例であろうか。全身的な状態ではまず、加齢に伴い骨の代謝活性が低下することから、高齢者がその対象になってくるであろう。今後ますます高齢化が進むにつれて、インプラント治療を希望される患者の年齢が高くなることで、必要性は増すものと考える。また、女性は閉経後の内分泌バランスの影響から男性に比べて、より骨代謝が低くなり、骨粗鬆症を引き起こしやすくなる（図13）。局所の状態としては、インプラント埋入部の骨質と骨量に問題がある場合に必要性が高まると考える。さらに、抜歯後即時埋入や早期荷重を必要とされる場合も有利に働くものと考える。

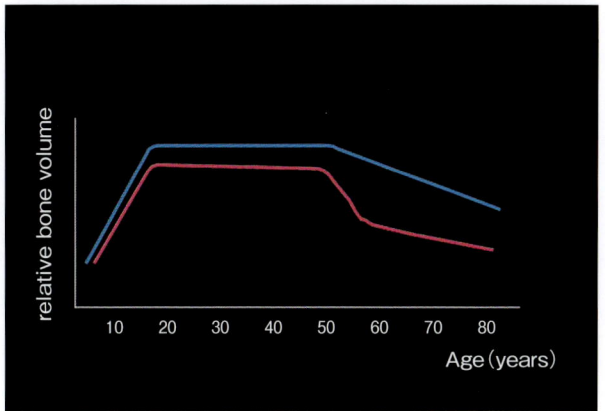

図13 相対的骨量の加齢に伴う変化（男性：青腺、女性：赤線）。男女とも30歳前後まで骨量が増加している。これは、骨芽細胞の活性が破骨細胞の活性を上回っていることを示している。その後50歳まで、ほぼ一定の骨量を保つ。すなわち、骨芽細胞と破骨細胞の活性が均衡している。その後、骨芽細胞の活性が弱まり、破骨細胞優位の環境になる。特に女性では、閉経後に急激な骨量減少が起こる（文献7より引用・改変）。

まとめ

筆者らは、インプラント治療を成功に導くためには、①インプラント体そのものの要素、②生体側の要素、③術者側の要素の3つに分けて検討を加えることが必要であると考えている。そして、これらのどれ一つが不十分でもインプラント治療は成功しない。本稿では、表面性状について考察を加えてきたが、これは、多くのインプラント体そのものの要素のなかのごく一部分に言及したにすぎない。

今後、多くの新しい表面性状をもつインプラント体が数多く開発されてくるであろう。しかし、どのようなインプラント体を用いるかは、術者であるわれわれが決定する必要がある。そのときに、患者と術者の両者にとってより良い結果をえるために、その必要性を理解したうえで術式や患者の要素と考え合わせ、決定することが必要である。

また、いかに進化したバイオアクティブサーフェイスが開発されたとしても、どのような状態の患者に対しても100％の生存率を保証することはできないであろう。ましてや、術者の技量不足や、プロトコールを無視した埋入を成功に導くような能力を持つものではないことを、最後に付け加えておく。

参考文献

1. 荒川 光，窪木拓男．日本人を対象とした口腔インプラント治療の臨床成績に関するSystematic Review. 歯界展望．2006；108（1）：131-140．
2. Takeuchi K, Saruwatari T, Nakamura HK, Yang JM, Ogawa T. Enhanced intrinsic biomechanical properties of osteoblastic mineralized tissue on roughened titanium surface. J Biomed Mater Res A 2005；72：296-305
3. Ogawa T, Nishimura I. Different Bone Integration Profiles of Turned Implants Associated with Modulated Expression of Extracellular Matrix Genes. Int J Oral Maxillofac Implants 2003；18（2）：200-210．
4. Agustin Zeron J. [Glossary of periodontal terms] Rev ADM. 1990；47（6）：350-358．
5. Raghavendra S, Wood MC, Taylor TD. Early wound healing around endosseous implants：a review of the literature. Int J Oral Maxillofac Implants. 2005；20（3）：425-431．
6. 石橋寛二，武部 純．チタンインプラントの表面性状を探る．歯界展望．2009；111（2）：346-355．
7. 早川太郎，須田立雄，木崎治俊，畑隆一郎，髙橋信博，宇田川信之．口腔生化学 第4版．東京：医歯薬出版，2005．

会員発表

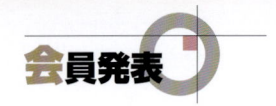

ソケットプリザベーションによる歯槽骨容積の保存率

金成雅彦

クリスタル歯科

はじめに

近年、フラップレスによる抜歯後即時インプラント埋入が紹介され、臨床に取り入れられている。しかし、抜歯窩への埋入は術後の経年的変化を追ってみると、インプラント唇・舌側の歯槽骨が吸収していき、審美領域における軟組織のトラブルなども数多く報告されてきている[1〜5]。

2003年のSchroppの文献によると、抜歯後の歯槽骨幅は1年間で既存骨の約50%が減少し、その3分の2は最初の3ヵ月に起こっている。また、その割合は小臼歯よりも大臼歯で、上顎よりも下顎のほうが大きいことが確認されている[6]。前歯部に関しては、1972年のTallgrenの文献によると、抜歯後最初の1年で上顎は2mm、下顎は4mm高さが減少することが確認されている[7]。

また、2004年のLindheらの文献によると、21本の抜歯後即時埋入後の4ヵ月後のインプラント周囲の骨は、頬側では50%、舌側では30%の水平的吸収が確認されている[1]。また、2004年のCovaniらは、インプラントの抜歯後即時埋入は歯槽骨の頬舌方向への吸収を防止できないと報告している[2]。ほかにも、2003年以降に抜歯後即時埋入に伴う軟組織のトラブル、特にアバットメントまたはインプラントネックの露出に伴う唇側中央部の歯肉退縮を警告された報告がなされてきている[3〜5]。

そこで、長期的な予後を考慮すれば、抜歯時により多くの歯槽骨容積を保存し、軟組織および硬組織のある程度の治癒を待ってから埋入するほうが賢明であると考え、ソケットプリザベーションテクニックを当院では採用している。

これまで、ソケットプリザベーションでどれだけ歯槽骨を保存できるかを調査した報告は、X線画像や模型を測定した研究が主体であり、歯槽骨を実際に測定した調査は少ない[9〜12]。そこで今回、32症例におけるソケットプリザベーション後の歯槽骨容積の保存率を、歯槽骨を直接測定することによって計測した。ここでは、ソケットプリザベーションの術式、およびソケットプリザベーション後の歯槽骨容積の保存率に関する測定結果を示す。また、ソケットプリザベーション後に埋入されたインプラントの骨結合状態を走査型電子顕微鏡にて観察した結果を報告し、その適応症、利点についての考察をする。

適応条件

すべての抜歯症例に関してソケットプリザベーションを施術しても、その効果が低い場合もある。そこで、適応条件については下記のようなことが言える。

・歯槽骨容積の保存が必要とされる場合(審美性、機能性、予知性)
・急性炎症が消失しており、感染組織を可及的に除去できる場合
・2壁性以上の残存骨壁があるほうが望ましい
・治療戦略上必要な場合(上皮の治癒を優先させたり、ソケットプリザベーション後の待時期間を省略したい時は非適応条件)

まず、審美的に軟組織の幅と高さが必要とされる場合だが、経年的に軟組織が安定した状態で保存されるには、歯槽骨容積の保存は十分条件と考える。また、急性の炎症が消失しており抜歯窩の感染組織を可及的に除去できることも必要である。上顎洞に近接している抜歯窩や下歯槽管と連絡している抜歯窩は、軟組織の創傷治癒を十分待ってから術野にアプローチしたほうが賢明である。

残存骨壁に関しては、2壁以上残っているほうが既存骨からのより

ソケットプリザベーションの手順（図1～10）

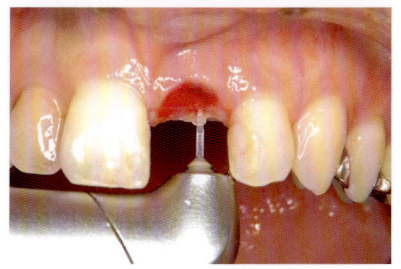

図1　Water Laser およびペリオトームにて、歯根の3分の2まで歯周靭帯を切離する。

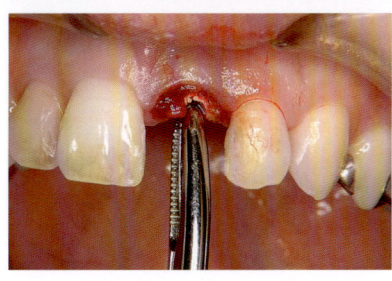

図2　Hu-Friedy FX-49にてゆっくり抜歯し、残存歯槽骨を可及的に保存する。

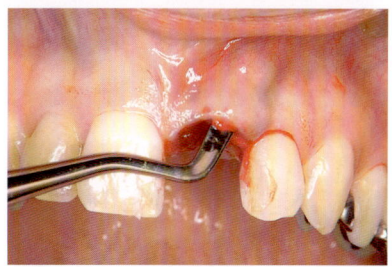

図3　唇側に骨の裂開が認められる場合には、Hu-Friedy P-20にて扇状に骨膜を剥離する。

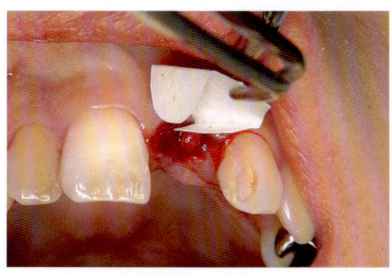

図4　吸収性膜の側方を折りたたみ、唇側骨と上皮の間に挿入する。

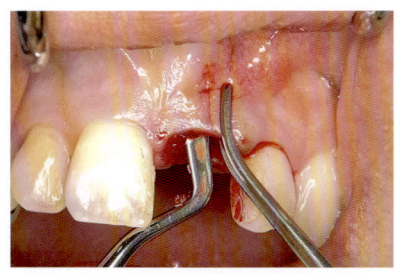

図5　フォーセップスにて膜を固定しながら折り畳んだ膜を側方に広げる。

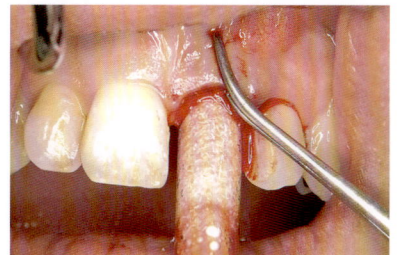

図6　骨補填材料をシリンジに入れて抜歯窩に充填する。

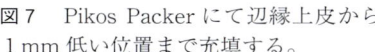

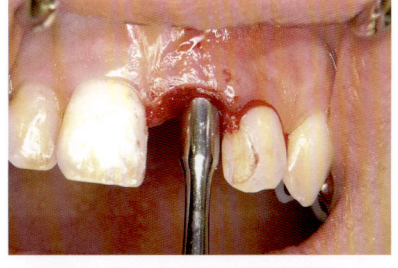
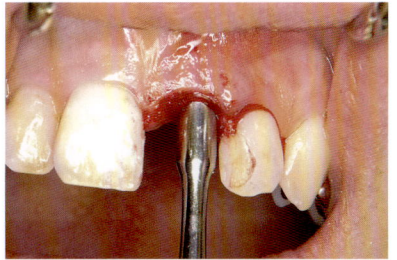

図7　Pikos Packer にて辺縁上皮から1mm低い位置まで充填する。

図8　骨補填材料の上に上皮の治癒促進のために、PRP ジェルをのせる。

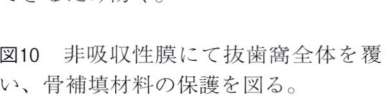

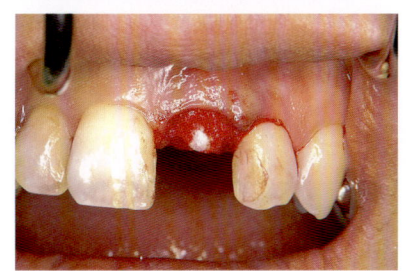
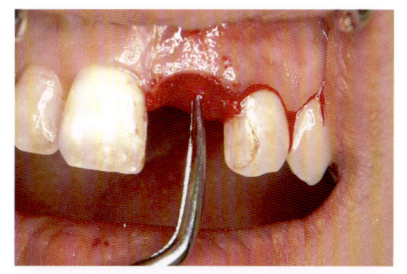
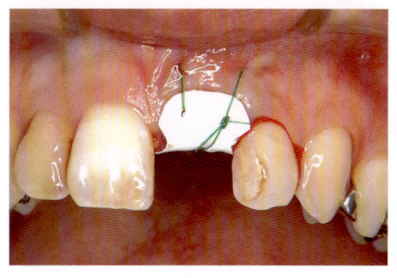

図9　コラーゲン膜を敷き詰め、移植材の脱離と軟組織の抜歯窩への侵入をできるだけ防ぐ。

図10　非吸収性膜にて抜歯窩全体を覆い、骨補填材料の保護を図る。

多くの新生骨形成を期待できると思われる。

すなわち、残存骨壁が少なく、早期のGBRを余儀なくされる場合など、上皮の治癒を優先させたい時などは適応外と考える。

ソケットプリザベーションの術式

軟組織に対しては歯間乳頭の保存、抜歯窩の不良肉芽の除去、硬組織に対してはディコルティケーションおよび残存骨槽骨の可及的な保存が重要となる（図1～10）。また抜歯窩には、患者の同意を得て、凍結脱灰乾燥他家骨（DFDBA）、吸収性 HA（OSTEOGEN）、非吸収性 HA（Osteograft S-D）と多血小板血漿（PRP）を混合したものを填塞した[8]。

会員発表

ソケットプリザベーションによる歯槽骨容積の保存率の測定方法（図11〜13）

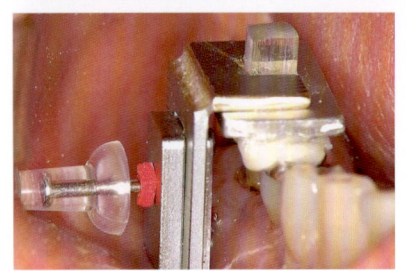

図11　矯正計測装置を改良し作製した。

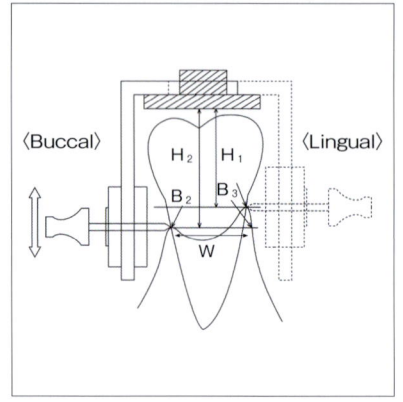

図12　抜歯時の歯槽骨の測定。WはB_2とB_3間の距離。

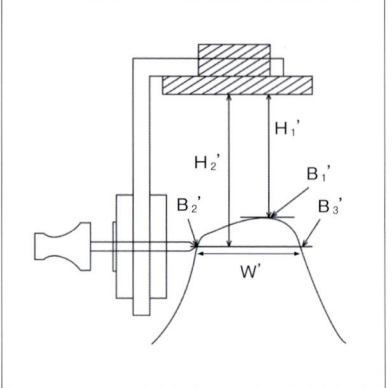

図13　インプラント埋入時の歯槽骨の測定。W'はB_2'とB_3'間の距離。

ソケットプリザベーションによる歯槽骨容積の保存率の測定方法と結果

当院にて、抜歯後ソケットプリザベーションを行い、後にインプラント埋入を行った32症例を調査対象とした。抜歯前に隣接歯を利用して基準板を備えた咬合面コアを作製し、抜歯後にコアを戻し、図12のように計測点を設定し、抜歯時の残存歯槽骨の高さと幅を測定した（図11）。

抜歯から3〜4ヵ月後（平均3.9ヵ月）、インプラント埋入時にフラップを翻転させ、咬合面コアを口腔内に戻して図13のように計測点を設定し、ソケットプリザベーション後の高さと幅を測定した。

歯槽骨の高さの変化（$H_1 - H_1'$）は-0.3 ± 1.7mmで、統計的に有意な減少ではなかった。骨幅の変化（$W' - W$）は-1.7 ± 1.5mmで抜歯時とインプラント埋入時では有意に減少していた（$P<0.05$）。骨幅の保存率は82.6 ± 15.5%だった（表1）[13]。

ソケットプリザベーション後の骨結合状態

ソケットプリザベーションをした顎骨に対してインプラントを行った後の骨結合の状態はどの程度なのだろうか。

図14〜20に挙げた症例は、当院において2年半前にソケットプリザベーションを施術し、インプラントを埋入した患者である。上部構造体のトラブルを繰り返したために、インプラントのやりかえを行った。この時撤去したインプラントの骨結合状態を、光学顕微鏡と走査型電子顕微鏡にて観察した。

取り出したインプラントを切り出し、ブロック片にしてから組織染色標本を作製して、トレフィンバーの傷ができるだけ付いていない部位を光学顕微鏡観察した。全域に付着骨が確認され、インプラント表面と直接結合していた。ソケットプリザベーションを行ったあとは、骨のリモデリングを数回繰り返したのち、インプラント周囲の補填材料は化骨化したと考えられる。また、周囲骨内のAには補填材料のHAと考えられる顆粒状人工骨が存在するが、周囲は骨に囲まれている。

さらに、光学顕微鏡観察レベルでは材料と骨組織の界面を詳細に観察することが困難であるため、走査型電子顕微鏡での観察もした。観察したEとFにおいて、HA層と骨組織との結合状態が確認された。骨組織と結合しているHA層の厚みは約10〜15マイクロメーターと見積もられる。DではHA層が消失し、チタン表面と骨組織とが直接接触している。

考察

当院におけるソケットプリザベーションの約4ヵ月後の歯槽骨容積の保存率は、幅が82.6％であり、高さはほとんど変化を認めない。このことは、先に挙げた抜歯後の変化の文献、Lindheの抜歯後即時埋入後の骨量の変化の文献の値と比較すると非常に高い確率で歯槽骨容積を保存

表1 ソケットプリザベーションによる抜歯後の歯槽骨の変化量

患者番号	抜歯部位	抜歯理由	期間(月)	抜歯時 H₁	W	インプラント埋入時 H₁'	W'	歯槽骨の変化 H₁-H₁'	W'-W	骨幅の保有率 (1+(W'-W)/W)×100(%)
1	12	FRT	4.7	15.5	4.1	13.2	3.8	2.3	−0.3	92.7
2	26	FRT	8	9.2	8.1	11.0	6.8	−1.8	−1.3	84.0
3	11	FRT	3	9.6	7.8	10.5	8.0	−0.9	0.2	102.6
4	15	C	4	16.0	11.6	15.0	7.5	1.0	−4.1	64.7
5	11	C	7	16.6	8.6	17.0	6.5	−0.4	−2.1	75.6
6	24	C	4.3	10.8	9.9	17.0	6.6	−6.2	−3.3	66.7
7	35	FRT	3	20.2	6.8	22.5	6.0	−2.3	−0.8	88.2
8	14	P	3.5	15.2	12.0	16.0	10.1	−0.8	−1.9	84.2
9	15	P	3.5	15.5	11.5	16.5	9.4	−1.0	−2.1	81.7
10	15	FRT	3	14.5	10.0	15.2	7.2	−0.7	−2.8	72.0
11	46	FRT	3	11.0	11.2	10.5	9.0	0.5	−2.2	80.4
12	16	FRT	6	12.0	14.8	13.0	12.5	−1.0	−2.3	84.5
13	37	FRT	4	3.0	9.4	2.5	8.0	0.5	−1.4	85.1
14	25	FRT	4	29.6	10.4	30.6	9.5	−1.0	−0.9	91.3
15	24	FRT	4	27.0	10.2	28.1	8.5	−1.1	−1.7	83.3
16	46	FRT	4.3	10.0	11.5	10.0	9.5	0.0	−2.0	82.6
17	14	FRT	5.3	12.2	8.8	14.0	5.5	−1.8	−3.3	62.5
18	11	FRT	3	13.5	6.8	15.0	5.5	−1.5	−1.3	80.9
19	12	C	4	14.4	8.5	14.4	6.8	0.0	−1.7	80.0
20	47	Per	3	14.0	13.0	15.0	12.0	−1.0	−1.0	92.3
21	14	Per	5	11.5	10.0	10.5	8.5	1.0	−1.5	85.0
22	15	Per	5	10.5	10.0	10.0	9.0	0.5	−1.0	90.0
23	12	FRT	3	17.0	6.2	15.0	7.0	2.0	0.8	112.9
24	26	FRT	3	13.0	11.8	12.0	10.0	1.0	−1.8	84.7
25	36	FRT	3.7	9.5	10.0	11.0	8.4	−1.5	−1.6	84.0
26	46	Per	3	11.8	11.0	12.5	10.2	−0.7	−0.8	92.7
27	15	FRT	3.5	15.0	11.8	12.0	6.5	3.0	−5.3	55.1
28	15	Per	3	13.0	10.0	12.5	7.0	0.5	−3.0	70.0
29	25	Per	3	13.0	9.8	13.5	5.5	−0.5	−4.3	56.1
30	46	FRT	2.7	12.2	10.2	11.0	9.5	1.2	−0.7	93.1
31	12	FRT	3	11.2	6.8	10.5	6.2	0.7	−0.6	91.2
32	21	FRT	3	8.8	6.8	7.5	9.2	1.3	2.4	135.3
平均			3.9	13.6	9.7	13.9	8.0	−0.3	−1.7*	82.6
標準偏差			1.3	5.0	2.2	5.3	2.0	1.7	3.9	15.5

H_1、W、H_1'、W'、H_1-H_1'、W'−W の単位はすべて(mm)。
抜歯理由は FRT：歯根破折、C：齲蝕症、P：歯周炎、Per：歯根膜炎。
*統計学的有意差 $a < 0.05$

する事ができ、インプラント補綴の永続性、審美性に有効であると考える。また、ソケットプリザベーションの有効性を検討するためには、コントロールとしてソケットプリザベーションを行っていない抜歯後歯槽骨の変化、抜歯後即時埋入後の変化を測定しなければならないが、本研究ではコントロールの設定をしていない。この点は今後の検討課題としたい。また、コンポジットグラフティングを利用したソケットプリザベーション後に埋入されたインプラント周囲の界面では、骨との密接な結合が確認された。

結論

今回、ソケットプリザベーションの意義およびそれによる抜歯窩の保存率について調査した。

近年、抜歯後即時埋入が注目されているが、その予知性に疑問を投げかける報告が相次いでいる。筆者も、抜歯後即時埋入時の骨とのギャップの部分における、骨吸収量の多さを感じることがある。そこには高頻度の軟組織の介入が認められるだろう。

すなわち、抜歯時にまずソケットプリザベーションにより歯槽骨容積の保存をすることがいかに大切かを痛感する。

会員発表

2年半前にソケットプリザベーションを施術しインプラントを埋入した症例（図14〜20）

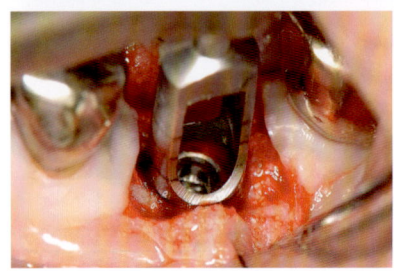

図14 トレフィンバーにて、できるだけインプラントを傷つけないように除去する。

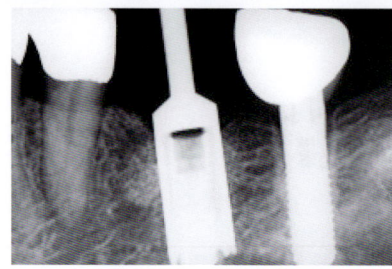

図15 X線にてバーの到達距離を確認。

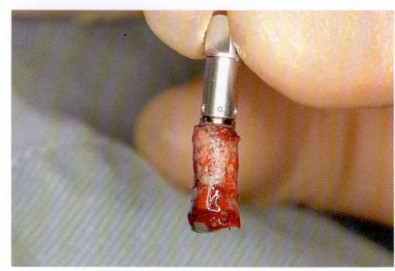

図16 撤去されたインプラント。

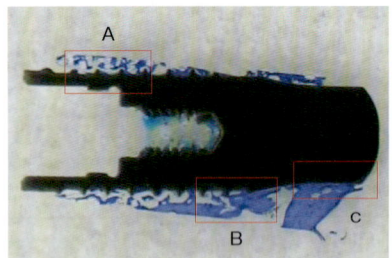

図17 組織染色標本を作製して、トレフィンバーの傷がない部位を光学顕微鏡観察した。

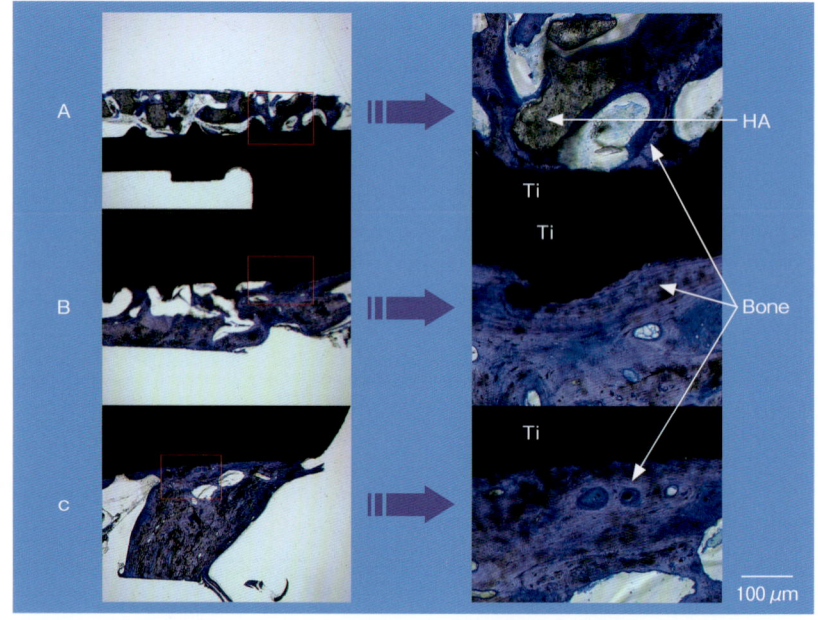

図18 AにはHAと考えられる顆粒状人工骨が存在するが、周囲は骨に囲まれている。

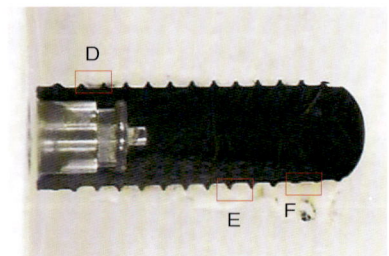

図19 撤去されたインプラントのSEM観察用試料。

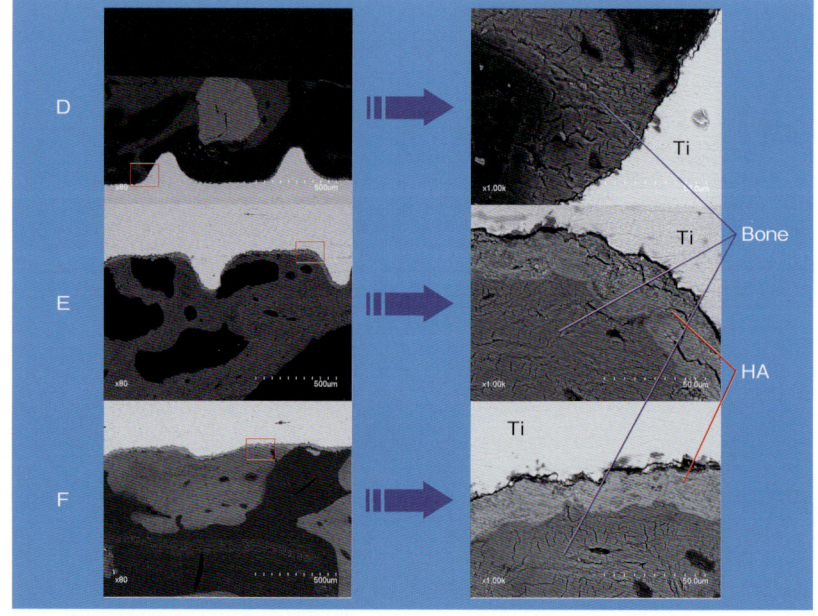

図20 観察部位D／E／Fの拡大像。

おわりに

調査した結果をもとに、その有効性と抜歯窩の保存率を考慮に入れたうえで、今後のインプラント治療に役立てていきたいと思う。今後、さまざまなソケットプリザベーション後の骨の組織学的な調査、およびオッセオインテグレーションの確率が明らかになれば、さらにインプラント補綴の永続性に寄与することになると思う。

最後に今回の執筆にあたり、IPOI学会会長・糸瀬正通先生、日本大学教授・安孫子宜光先生、IPOI学会副会長・山道信之先生、OJ会長・木原敏裕先生、OJ常任理事・水上哲也先生に深く感謝いたします。

参考文献

1. Botticelli D, Berglundh T, Lindhe J. Hard-tissue alterations following immediate implant placement in extraction sites.
2. Covani U, Bortolaia C, Barone A, Sbordone L. Bucco-lingual crestal bone changes after immediate and delayed implant placement. J Periodontol. 2004;75(12):1605-1612.
3. Gotfredsen K. A 5-year prospective study of single-tooth replacements supported by the Astra Tech implant: a pilot study. Clin Implant Dent Relat Res. 2004;6(1):1-8.
4. Kan JY, Rungcharassaeng K, Lozada J. Immediate placement and provisionalization of maxillary anterior single implants: 1-year prospective study. Int J Oral Maxillofac Implants. 2003;18(1):31-39.
5. Maló P, Friberg B, Polizzi G, Gualini F, Vighagen T, Rangert B. Immediate and early function of Brånemark System implants placed in the esthetic zone: a 1-year prospective clinical multicenter study. Clin Implant Dent Relat Res. 2003;5 Suppl 1:37-46.
6. Schropp L, Wenzel A, Kostopoulos L, Karring T. Bone healing and soft tissue contour changes following single-tooth extraction: a clinical and radiographic 12-month prospective study. Int J Periodontics Restorative Dent. 2003;23(4):313-323.
7. Tallgren A. The continuing reduction of the residual alveolar ridges in complete denture wearers: a mixed-longitudinal study covering 25 years. J Prosthet Dent. 1972;27(2):120-132.
8. 山道信之, 林 佳明, 牧角新蔵, 河原三明, 水上哲也. インプラントイマジネーション. さらなる適応症拡大への技. 東京:クインテッセンス出版. 2004.
9. Iasella JM, Greenwell H, Miller RL, Hill M, Drisko C, Bohra AA, Scheetz JP. Ridge preservation with freeze-dried bone allograft and a collagen membrane compared to extraction alone for implant site development: a clinical and histologic study in humans. J Periodontol. 2003 Jul;74(7):990-999.
10. Vasilic N, Henderson R, Jorgenson T, Sutherland E, Carson R. The use of bovine porous bone mineral in combination with collagen membrane or autologous fibrinogen/fibronectin system for ridge preservation following tooth extraction. J Okla Dent Assoc. 2003;93(4):33-38.
11. Nevins M, Camelo M, De Paoli S, Friedland B, Schenk RK, Parma-Benfenati S, Simion M, Tinti C, Wagenberg B. A study of the fate of the buccal wall of extraction sockets of teeth with prominent roots. Int J Periodontics Restorative Dent. 2006;26(1):19-29.
12. Serino G, Biancu S, Iezzi G, Piattelli A. Ridge preservation following tooth extraction using a polylactide and polyglycolide sponge as space filler: a clinical and histological study in humans. Clin Oral Implants Res. 2003;14(5):651-658.
13. 金成雅彦, 山道信之. ソケットプリザベーションによる歯槽骨容積の保存率. Quintessence DENT Implantol. 2008;15(1):51-56.

会員発表

歯周病治療のコンセプトに基づいた インプラント治療

中家麻里

なかや歯科

はじめに

この十数年の間に、歯周治療では再生療法（GTR、エムドゲイン、GEM21Sなど）、またインプラント治療ではGBR、サイナスフロアエレベーションなどが登場し、材料学的・技術的に目覚ましい進歩が認められる。

それにより、かつて保存できなかった歯牙の保存が可能になり、インプラント埋入が不可能であった部位にも埋入が行えるようになった。

しかし、歯周病が原因で歯牙を喪失した患者にインプラント治療を行う場合は、歯周治療の基本的術式を取得したうえでインプラント治療を行うべきであると考える。

本稿では、中等度以上の歯周病を有する4症例を通して、治療計画立案について考察を加えたい。

症例1：天然歯をすべて保存した症例

1）症例の概要および治療計画

患者は29歳の女性。上顎右側臼歯部咬合痛を主訴に来院。歯周病と咬合に由来する骨吸収が認められた（症例1-a）。健全歯質を有しているため、全顎にわたり、エムドゲインにて再生療法を行うこととした。夜間は、ナイトガードを装着する。

2）治療のポイント

Papapanouら[1]は、垂直性骨欠損を放置すると骨欠損がさらに進行する可能性が高いと報告し、Schlugar[2]は、生理的な歯肉の形態の維持には、歯槽骨のより良い形態を獲得することが必要であると報告した。すなわち、骨形態を平坦にし、プラークコントロールしやすい環境を得ることにより、歯列全体の長期的安定が得られる。

本症例においては、デンタルX線所見より、全顎にわたり骨の平坦化が獲得されている（症例1-b）。

この患者にとって、補綴物が介入することなく歯列の連続性が保たれたことは大きな意味を持つ。

症例1：天然歯をすべて保存した症例（症例1-a、b）

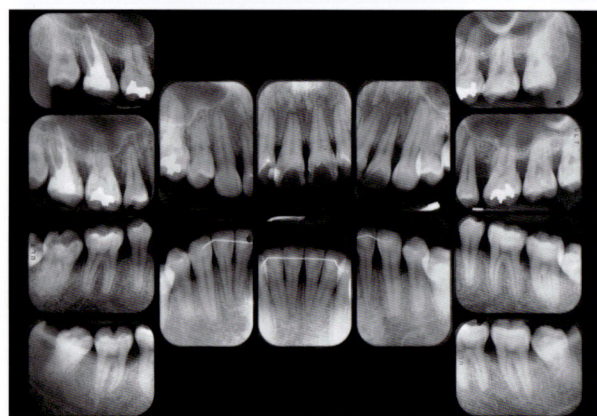

症例1-a　初診時のデンタルX線。

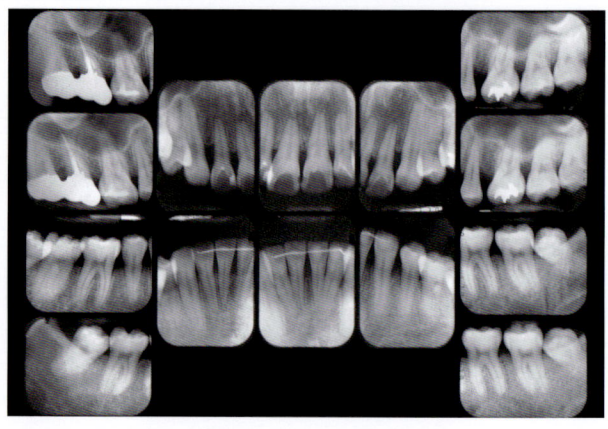

症例1-b　終了後1年のデンタルX線。

症例2：1歯欠損にインプラントを応用した症例（症例2-a～h）

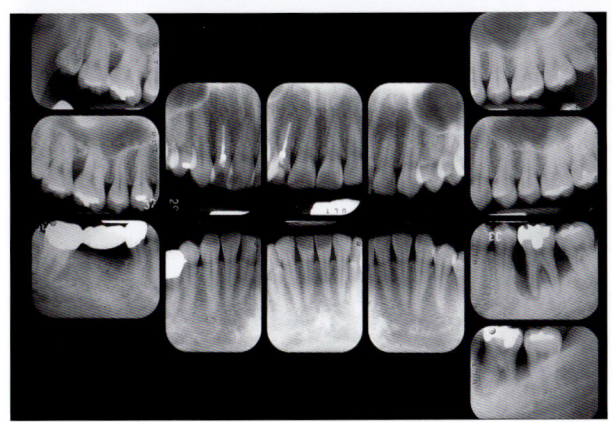

症例2-a　初診時のデンタルX線。

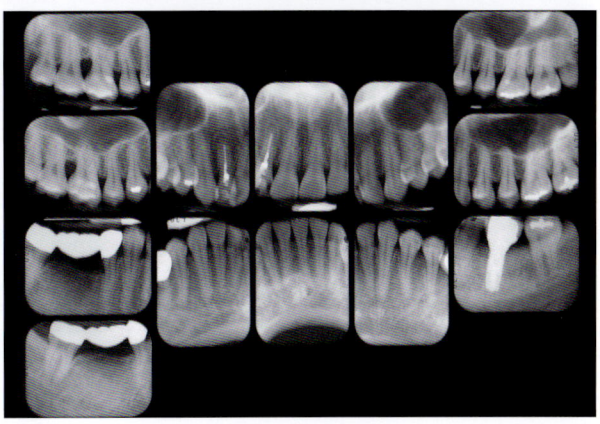

症例2-b　終了後6.5年のデンタルX線。

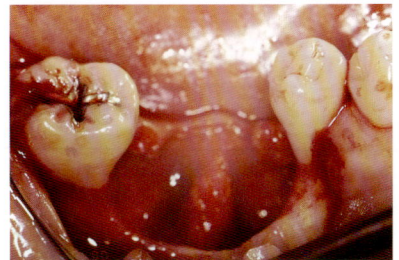

症例2-c　6|抜歯窩の骨欠損。

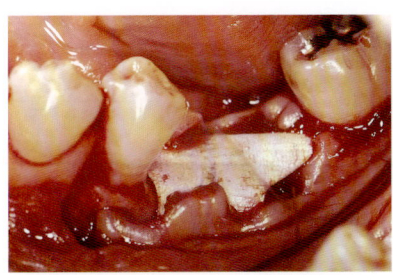

症例2-d　非吸収性膜と骨補填材料にてソケットプリザベーションを行う。

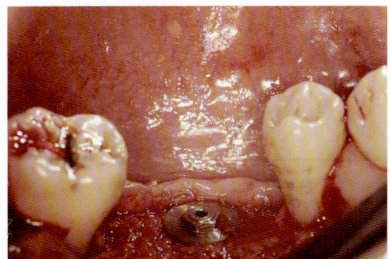

症例2-e　10ヵ月後インプラント埋入時。

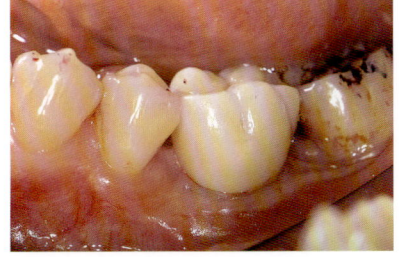

症例2-f　最終補綴物。

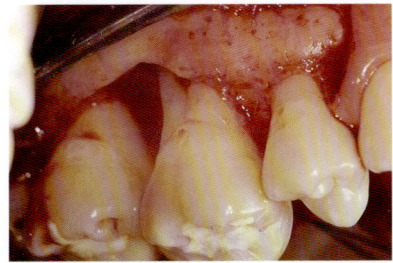

症例2-g　7 6|部骨欠損。

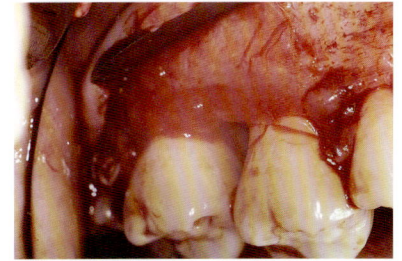

症例2-h　2ヵ月後二次手術時の新生組織。

症例2：1歯欠損にインプラントを応用した症例

1）症例の概要および治療計画

患者は26歳の女性。|7 6 5の咬合痛を主訴に来院。全顎にわたる検査の結果、7 6|、|6に深い垂直性の骨欠損が観察された（症例2-a）。治療計画としては、|6部GBRの後にインプラント埋入。7 6|部はGTRにて再生療法を行うこととした。

2）治療のポイント

|6部への骨の欠損形態を残した状態でのインプラント埋入は、解剖学的な制約や清掃性の点より避けるべきである。また、抜歯後の骨吸収の防止[3,4)]と抜歯部の骨の平坦化を目的とし、抜歯と同時にチタン強化膜と骨補填材料にてソケットプリザベーションを行った（症例2-c、d）。

若年性歯周炎が疑われる患者で、自覚症状はまったくないまま、当院での歯周検査の際に臼歯部の垂直性骨欠損が発見された。

|6欠損部は残念ながら、他院でブリッジ処置が施されていたが、7 6|部においては再生療法で（症例2-g、h）、|5 7部においては|6部のインプラント治療を行ったことにより、健全エナメル質の削合を回避することができた（症例2-e、f）。

現在、治療終了後6.5年が経過しているが、口腔内の状態は安定して

症例3：部分欠損にインプラントを応用した症例（症例3-a〜l）

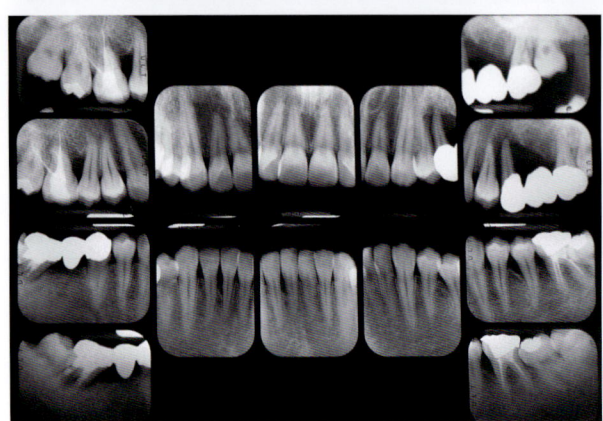

症例3-a　初診時のデンタルX線。

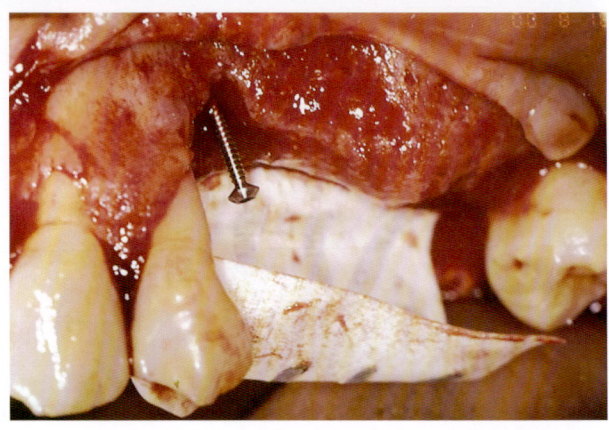

症例3-b　|5相当部に8mmの垂直性の骨欠損が認められる。

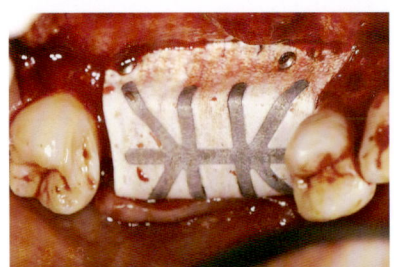

症例3-c　骨補填材料と非吸収性膜を設置する。

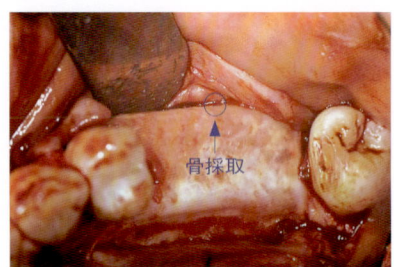

症例3-d　1年後、頬側の骨の一部を採取する。

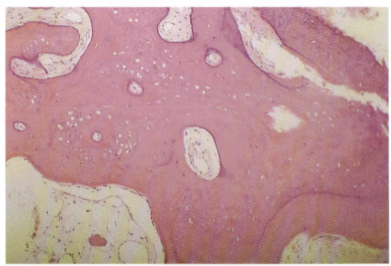

症例3-e　組織学的に新生骨が確認できる（大阪大学歯学部・石田 武前教授のご厚意による）。

いる。患者の年齢などを考慮すると、治療により得られた有益性は非常に大きいと思われる（症例2-b）。

症例3：部分欠損にインプラントを応用した症例

1）症例の概要および治療計画

患者は32歳の女性。⑤６⑦の動揺を主訴に来院。臼歯部に深い垂直性の骨欠損が観察される。また、バーティカルストップが欠如している（症例3-a）。治療計画としては、垂直性骨欠損部には、再生療法を行うこととする。また、|4遠心部には骨稜が観察されたため、保存することとし、７６|、|５６⑦部には、GBRの後インプラント補綴を行う。夜間はナイトガードを装着する。

2）治療のポイント

|５６７部の骨欠損形態を残存した状態でインプラントを埋入すると、プラットフォームの位置の不揃いにより清掃性の困難な環境を作ってしまうことになる。そのため、GBRにより骨の平坦化を図ったのちにインプラント埋入を行うこととした（症例3-b〜h）。７６|部は、インプラント埋入と同時にGBRを行い骨の平坦化を獲得した（症例3-i〜k）。

両側とも抜歯後には、Iasellaら[5]が発表した術式にて、ソケットプリザベーションを行い、骨の温存を試みた。後若年性歯周炎が疑われる患者で、術前の骨欠損が著しく、|５６部のインプラントは、ほとんどがGBRにより獲得した骨の中に埋入されている。現時点においては、インプラント埋入部位の骨レベルは安定している（症例3-l）。まだ、5.5年と短い経過ではあるが、メインテナンスしやすい環境を作ることにより、GBRにより得られた骨の安定性も獲得できるのではないかと思われる。

症例4：上下無歯顎にインプラントを応用した症例

1）症例の概要および治療計画

患者は43歳の女性。歯牙動揺に伴う咀嚼障害を主訴に来院。咬合と歯周病に由来する骨欠損が認められた

歯周病治療のコンセプトに基づいたインプラント治療

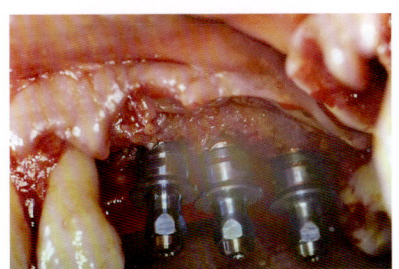
症例3-f　インプラント埋入を行う。

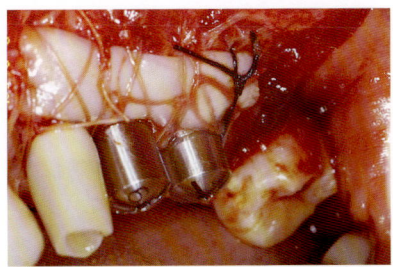
症例3-g　1年後、二次手術を行う。

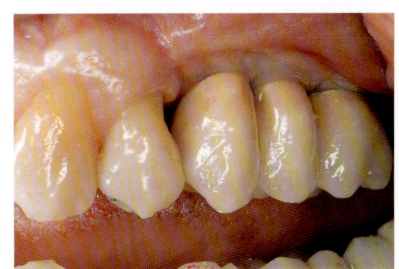
症例3-h　二次手術より4ヵ月後、最終補綴物を装着する。

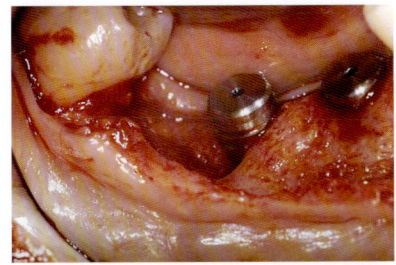
症例3-i　7｜遠心相当部に5mmの骨欠損があったため、骨補填材料とチタン強化膜にてGBRを行った。

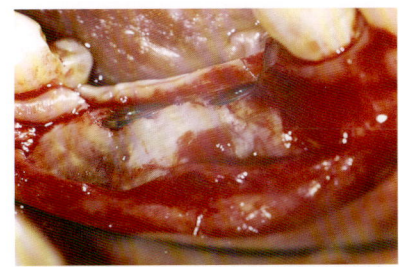
症例3-j　二次手術時。7｜遠心相当部の骨欠損は消失していた。

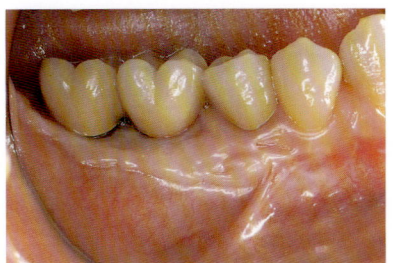
症例3-k　最終補綴物装着後。

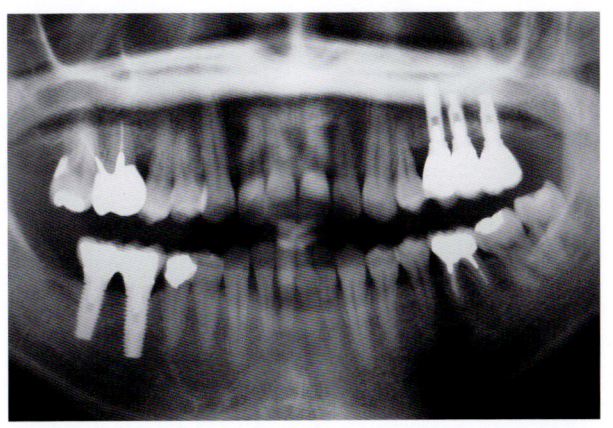
症例3-l　治療終了後5.5年経過した現在のパノラマX線。

（症例4-a、b）。骨吸収が著しく、インプラントを行ううえで、GBR、サイナスフロアエレベーションが必要である（とりわけ、上顎臼歯部に既存骨はない）。また、患者には嘔吐反射があり、年齢も若いことから、固定式の補綴物を強く希望している。

治療計画としては、最終的にはすべての歯牙を抜歯し、GBR、サイナスフロアエレベーションを行い、上下顎ともインプラント支持による固定式の補綴物とする。また、補綴物を3セグメントに分けるため、8～10本のインプラントを埋入する（症例4-c～n）。

主訴は咀嚼障害であったことから、残存骨の範囲内での傾斜埋入等で、治療期間の短縮を図った治療計画も考えられるが、筆者の治療のオプションの中にはなかったことや、患者の年齢なども考慮して、このような計画を立案した。

2）治療のポイント

34｜は、現時点では保存可能とも考えられるが、歯列全体の長期的な安定性を考慮して抜歯を選択した。上顎前歯部のGBRは、固定式のプロビジョナルレストレーション装着後行うこととする。

下顎には11本のインプラントを埋入し、プロビジョナルレストレーションを装着しているが、現在であればもう少し本数を減じたインプラント埋入を行うことができたと思

会員発表

症例4：上下無歯顎にインプラントを応用した症例（症例4-a～p）

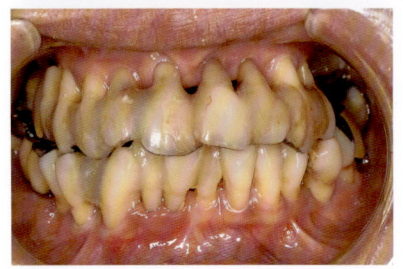
症例4-a　初診時の口腔内。

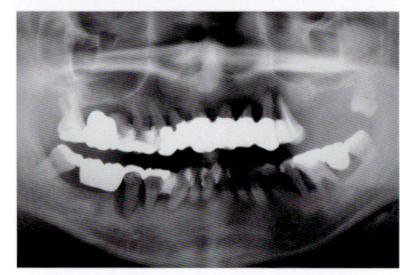
症例4-b　初診時のパノラマX線。

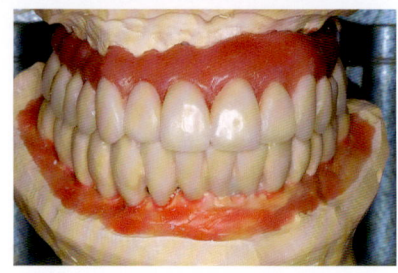
症例4-c　セットアップ模型作製。

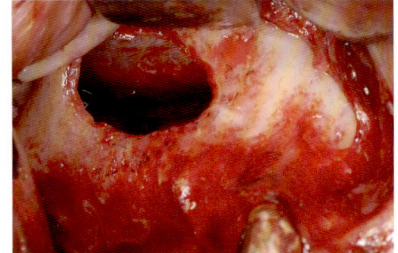
症例4-d　左右側同日にサイナスフロアエレベーションを行う。

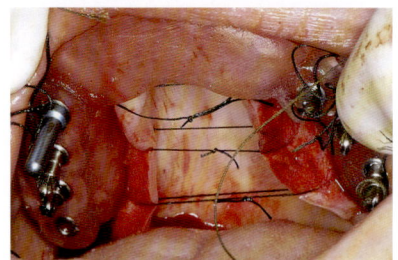
症例4-e　サイナスフロアエレベーションより1年後、サージガイドを使用し、臼歯部に7本のインプラントを埋入。

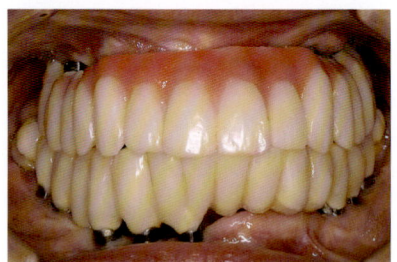
症例4-f　8ヵ月後に二次手術を行い、上顎に固定式のプロビジョナルレストレーションを装着する。

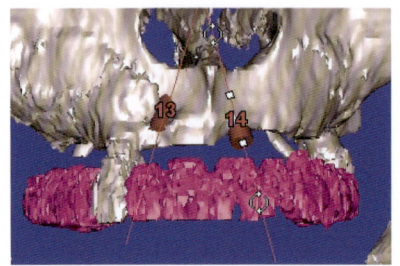
症例4-g　前歯部のCT像。骨量の不足が観察される。

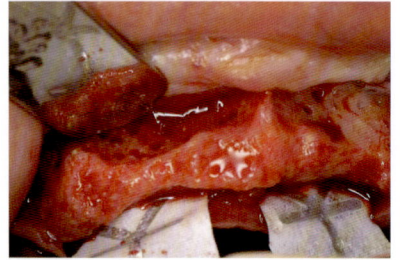
症例4-h　前歯部のGBR。Decorticationを行い、骨補填材料を使用し、チタン強化膜を設置して縫合を行った。

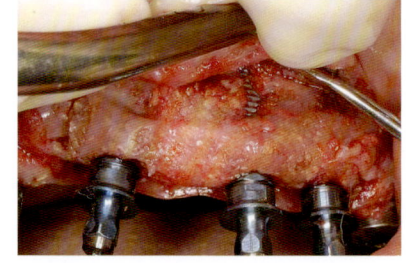
症例4-i　GBRより11ヵ月後、前歯部に3本のインプラントを埋入。1インプラント先端部にスレッドの露出がみられたため、骨補填材料と吸収性膜にて再度GBRを行った。

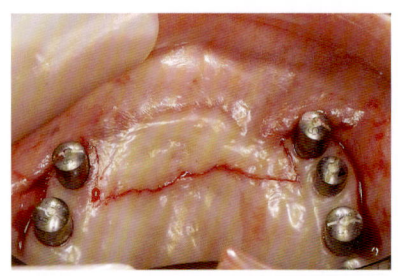
症例4-j　一次手術より6ヵ月後、二次手術を行う。口蓋側の角化歯肉を頬側にスライドさせるために図のような切開を行った。

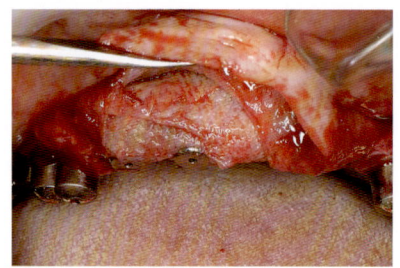
症例4-k　一次手術時に観察されたスレッドの露出部位に骨の再生が確認できた。

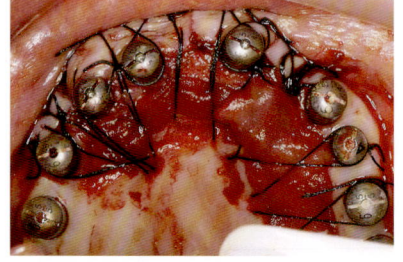
症例4-l　口蓋側の角下歯肉を頬側にスライディングし、縫合を行った。

う。治療期間中に、3度プロビジョナルレストレーションの作製を行った。初診時には顔貌の左右非対称性が顕著であり、上口唇に対する正中の設定に苦労した（症例4-o）。初診時のように重度の歯周病で、咀嚼機能が十分行えていない状態では、実年齢以上に顔面筋の機能不全による下垂が顕著に認められる。インプラント治療により咀嚼機能が回復されたことにより、終了時の顔貌では、初診時と比較すると、左右非対称性

| 症例4-m | 症例4-n |

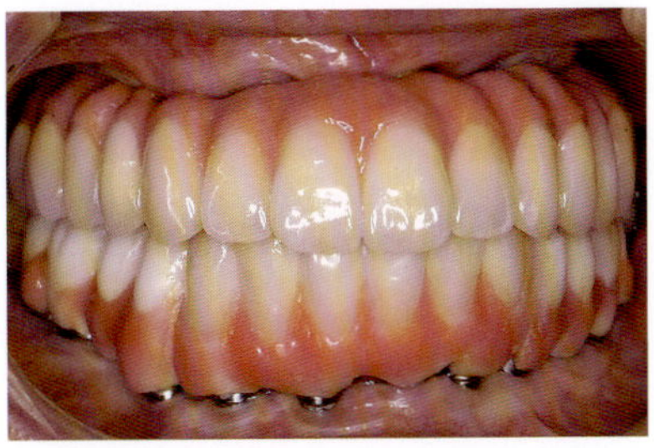

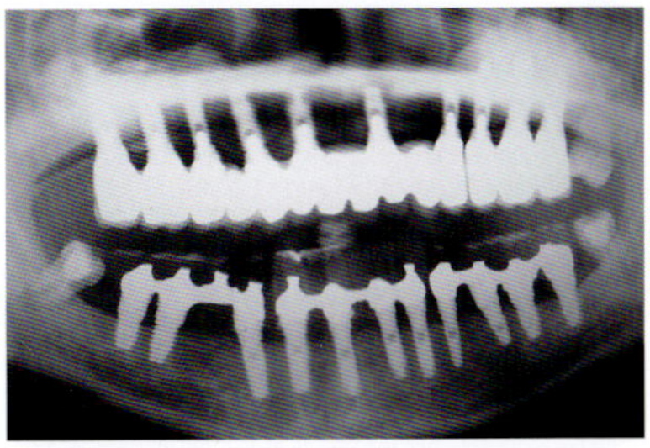

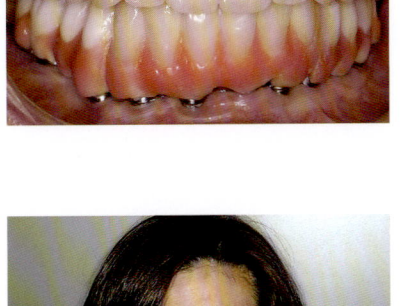

症例4-m　上顎上部構造装着後1年経過した現在の口腔内。夜間は、ナイトガードを装着している。

症例4-n　上顎上部構造装着後1年経過した現在のパノラマX線。臼歯部に荷重がかかって3年以上経過するが、辺縁の骨レベルは安定している。

| 症例4-o | 症例4-p |

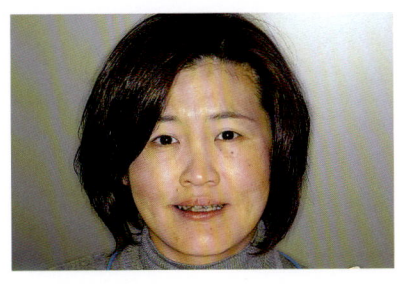
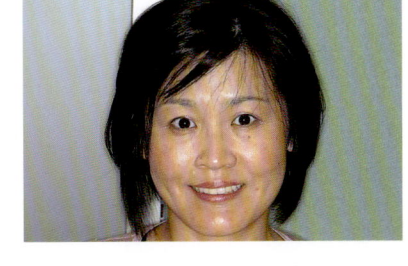

症例4-o　初診時の笑顔。

症例4-p　上顎上部構造装着後の笑顔。初診時と比較すると自然で若々しい笑顔が得られている。

の改善、口角の挙上、眼瞼下垂の改善など、さまざまな変化が観察される（症例4-p）。このように、重度の歯周病の症例においては骨吸収が著しく、GBRにより骨の平坦化を獲得したとしても、インプラントの歯冠高径が長くなり、清掃性が困難になってしまう。この症例の経過はまだまだ浅いので、今後十分な経過観察を行っていく必要がある。

まとめ

・広汎型の歯周病であっても健全歯質を有すれば、再生療法で可能な限り、インプラントや補綴的介入を避けた計画を立てる。

・天然歯とインプラントが混在する症例に対しては、特に骨レベルに注目して治療計画を立てるようにする。

・歯周治療同様インプラント治療においても、骨の平坦化を獲得し、メインテナンスしやすい環境を得ることにより、組織の長期的安定性が得られる。

・歯周病治療のコンセプトに基づいたインプラント治療を行うことにより、喪失した機能や審美性を回復するのみならず、その人の人生までも変えることができる。

謝辞

多岐に渡りご指導いただいております、船登彰芳先生、石川知弘先生、JSCOの諸先生方、なかや歯科スタッフの皆さんに心から感謝申し上げます。

参考文献

1. Papapanou PN, Wennström JL. The angular bony defect as indicator of further alveolar bone loss. J Clin Periodontol. 1991;18(5):317-322.
2. Schluger S. Osseous resection; a basic principle in periodontal surgery. Oral Surg Oral Med Oral Pathol. 1949;2(3):316-325.
3. Lekovic V, Kenney EB, Weinlaender M, Han T, Klokkevold P, Nedic M, Orsini M. A bone regenerative approach to alveolar ridge maintenance following tooth extraction. Report of 10 cases. J Periodontol. 1997;68(6):563-570.
4. Lekovic V, Camargo PM, Klokkevold PR, Weinlaender M, Kenney EB, Dimitrijevic B, Nedic M. Preservation of alveolar bone in extraction sockets using bioabsorbable membranes. J Periodontol. 1998;69(9):1044-1049.
5. Iasella JM, Greenwell H, Miller RL, Hill M, Drisko C, Bohra AA, Scheetz JP. Ridge preservation with freeze-dried bone allograft and a collagen membrane compared to extraction alone for implant site development: a clinical and histologic study in humans. J Periodontol. 2003;74(7):990-999.

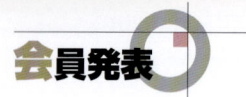

審美領域におけるソケットプリザベーションの有用性

瀧野裕行

医療法人社団裕和会・タキノ歯科医院

はじめに

近年、インプラント治療は技術の進歩とともに患者側の要求度も高まり、上顎前歯部においては高い水準の審美性が求められる時代になった。しかし、それを達成するには、時として長い治療期間や多くの手術回数、リスクを伴う手術が必要であり、患者に大きな負担を強いることにもなりかねない。また一方で、フラップレス埋入のような患者の負担の少ない低侵襲の治療は、正確な診査・診断のうえ、適応症を十分に吟味し慎重に行われなければ、結果的に患者の信頼を失う恐れもある。

したがって、特に審美領域でのインプラント治療は、より安全・確実でリスクが少なく、予知性の高い術式が望まれる。抜歯後の歯槽堤の生理的なメカニズムからも、歯槽堤保存術を行うことは、少しでも手術部の条件を良くするうえで有効であると考えられる。

本稿では、抜歯窩のダメージの状態を分類したものを基に、上顎前歯部欠損症例において各段階に応じたソケットプリザベーションの手技や有用性について考察する。

抜歯後の歯槽骨の吸収

歯槽堤の吸収に関する研究は、1960年代のデンチャーに関する報告から始まり[1～3]、2000年以降、インプラントに関する数々の報告がなされている。たとえば、歯槽堤の幅の減少は高さの喪失より大きく、骨幅の大部分の喪失は抜歯後の最初の1ヵ月の間に生じ、6ヵ月で平均3～5mm減少するという報告であったり[4]、また、Schroppら[5]は3ヵ月で歯槽堤の幅の30%、1年で50%が減少すると報告している。いずれにせよ、各論文によって骨の吸収量には差があり、形態の変化が予測しにくいと考えられる。また、抜歯後即時インプラント埋入についても多くの研究がなされ、Araújoら[6～8]やBotticelliら[9,10]によって、抜歯窩にインプラントを即時埋入する、しないにかかわらず束状骨の吸収は起こり、インプラントが唇側の組織の保存にはなり得ないことを示唆する報告がなされている。

このように、抜歯後の歯槽堤の吸収により、適切なインプラント埋入位置や埋入方向を設定することが困難となり、審美性・清掃性の低下や発音障害を招くことになる。

GBR法の問題点

GBR法は、適応症の拡大や、理想的な位置にインプラントを埋入するうえで、なくてはならない術式となった。しかしながら、そのテクニックセンシティブな問題から、経験を積んだ術者であっても、術後の合併症を引き起こす可能性は拭えない。

非吸収性メンブレンを用いた場合、メンブレンの露出は非可逆的なダメージを残すことになる。その反面、吸収性メンブレンは生体親和性には優れているがスペースメイキングが困難であり、三次元的な形態の付与には不向きであると言える。また、メンブレンの露出を防ぐためには減張切開が必須であるが、増大量の多い場合や過度の減張切開は、角化歯肉の減少や口腔前庭の狭小化をきたす。その結果、一次手術後のティッシュマネージメントが複雑になり、形態的あるいは色調において審美性を損なうこともある。

そのほか、GBRの問題点として、骨補填材料の選択や治療期間の長期化などが考えられる。

審美領域におけるソケットプリザベーションの有用性

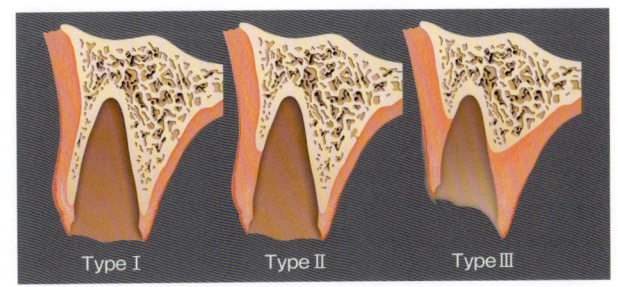

図1 奥田による抜歯窩の分類[13]。Type I：歯肉退縮もなく骨壁が正常な状態で4壁残っている場合。Type II：歯肉退縮はないが唇側・頬側に部分的骨欠損がある場合（裂開・開窓）。Type III：歯肉退縮もみられ、唇側・頬側あるいは他の骨壁が大きく欠損しているか、完全に喪失している場合。

抜歯窩の分類：Type I の症例（症例1-a〜p）

患者年齢および性別：29歳、女性
主訴および現症：左側中切歯の歯肉腫脹と審美障害を主訴に来院。歯根の近心頬側部にパーフォレーションを認め、保存不可能となる。その他の部位の歯周組織に問題はないが、歯列不正による咬合接触関係の不調和を認める。
治療計画：診断用ワックスアップにて左側中切歯のインプラント補綴と左側側切歯のMTM、ラミネートベニアにて右側側切歯および右側犬歯の審美的改善を図る。

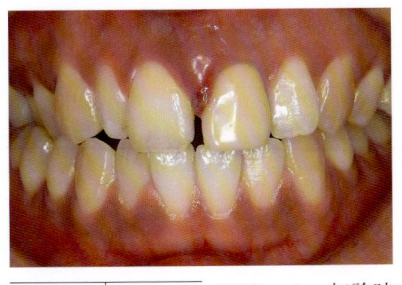
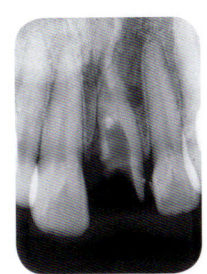
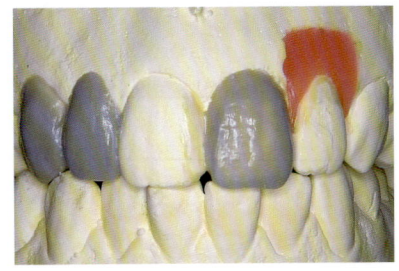

症例1-a｜症例1-b　症例1-a、b　初診時の口腔内およびデンタルX線写真。
症例1-c　診断用ワックスアップ。

ソケットプリザベーションと結合組織移植

Nevinsら[11]は、上顎審美領域での抜歯窩内に骨補填材料Bio-Ossを充填し、6ヵ月後にCTで評価した。その結果、ほとんどの症例で吸収は20％以内に抑えられたと報告している。

また、Iasella[12]らは、抜歯後FDBAを填入し、コラーゲンメンブレンを上方に置くという方法でリッジプリザベーションを行ったところ、水平的な幅においても、垂直的な高さにおいても、優位に骨幅の減少は抑制できたと報告している。しかし、この文献の中で、メンブレンを使うことによって血液供給が阻害され、軟組織の厚みは薄くなり、その下にある硬組織の喪失にもつながるとも述べている。

これらの文献から、筆者は数年前から主に骨補填材料と上皮下結合組織を併用してソケットプリザベーションを行っている。上皮下結合組織を併用する利点としては、以下のような項目が挙げられる。

・ソケットを完全に封鎖でき、血餅、骨補填材料が保持される。
・口腔前庭が浅くならない。
・血液供給を遮断しない。
・軟組織の治癒が比較的早い。
・角化歯肉の量を可能な限り維持できる。

抜歯窩の分類

図1は、奥田の用いる抜歯窩の分類法である[13]。抜歯の際には唇側、頬側の骨壁を破壊しないよう慎重に行い、抜歯窩をキュレットやプローブを用いて骨壁の状態を診査し、次のように分類する。

・Type I：歯肉退縮もなく骨壁が正常な状態で4壁残っている場合。
・Type II：歯肉退縮はないが唇側・頬側に部分的骨欠損がある場合（裂開・開窓）。
・Type III：歯肉退縮もみられ、唇側・頬側あるいは他の骨壁が大きく欠損しているか、完全に喪失している場合。

この分類を基に、上顎前歯部欠損症例における各段階での症例について考察する（症例1〜3）。

会員発表

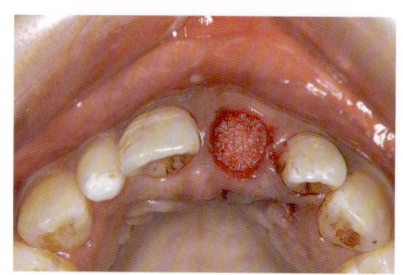
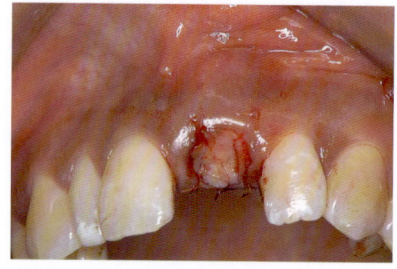

症例1-d | 症例1-e　症例1-d、e　できるだけ早期にインプラント埋入が可能となるよう骨補填材料を填入し、抜歯窩よりやや大きめの上皮下結合組織を採取し、のりしろをつけるような状態で縫合する。

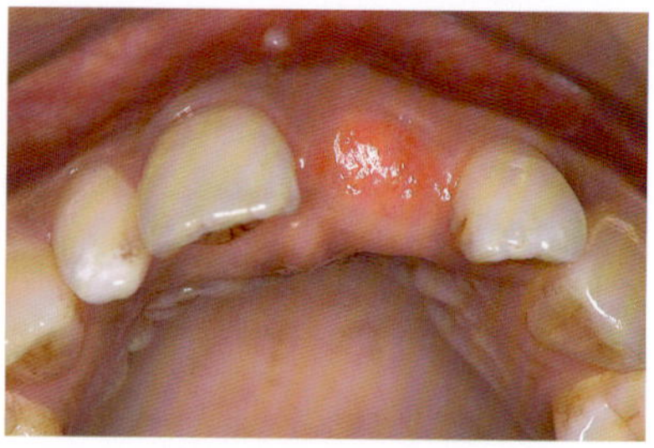

症例1-f　抜歯後3週の口腔内写真。

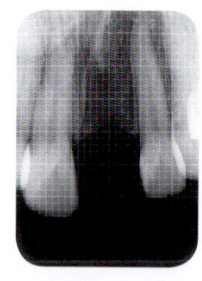
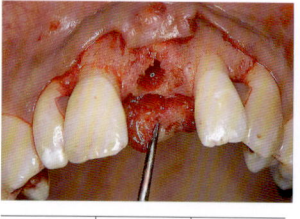

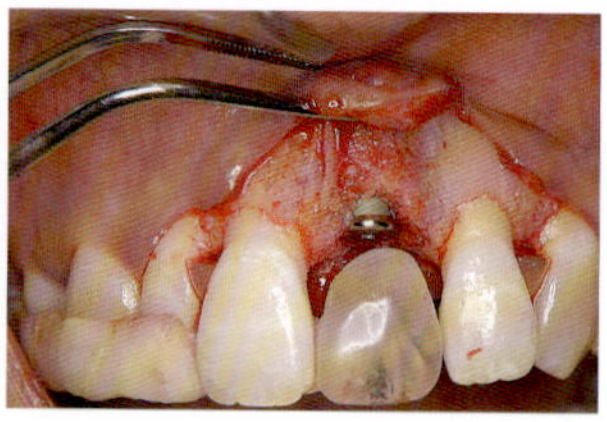

症例1-g　抜歯後4ヵ月のX線写真。

症例1-h、i　切開線は縦切開を加えず、歯間乳頭部を避けて水平切開を行い、インプラントを適正な位置に埋入したが、唇側に骨の不足を認めた。

症例1-g | 症例1-h | 症例1-i

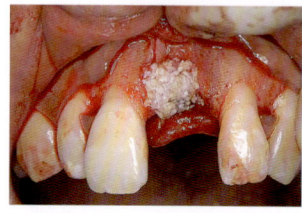
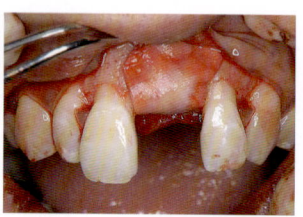
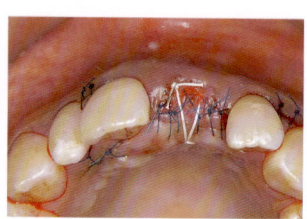

症例1-j | 症例1-k | 症例1-l

症例1-j〜l　骨補填材料と吸収性メンブレンを用いてマイナーなGBRを行った。

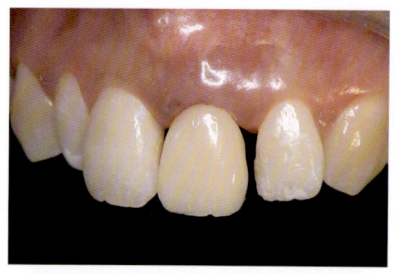
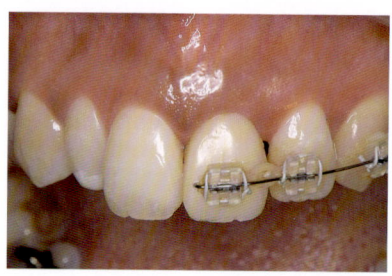

症例1-m | 症例1-n

症例1-m、n　二次手術後、ポジションインデックスより作製したプロビジョナルレストレーションを装着。その後、インプラントをアンカーとして左側側切歯のMTMを行った。

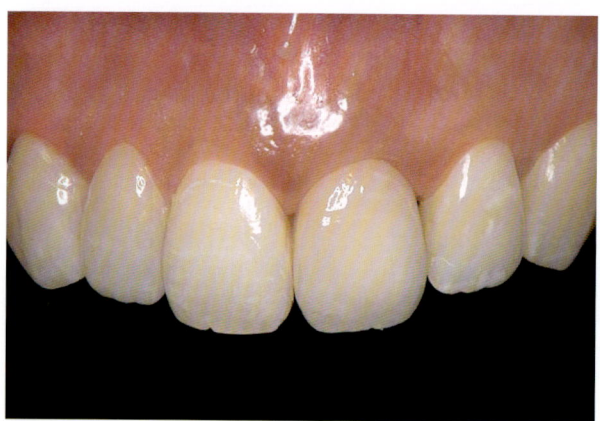
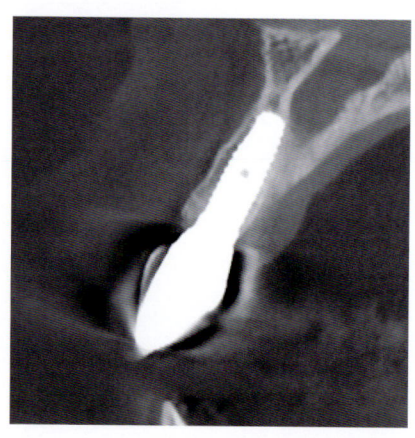

症例1-o　最終補綴物装着時の正面観。右側側切歯および犬歯にはラミネートベニアを装着(技工担当：田中利哉氏)。

症例1-p　最終補綴装着後2年のCT画像。

抜歯窩の分類：Type II の症例（症例2-a〜m）

患者年齢および性別：26歳、女性
主訴および現症：右側側切歯の違和感を主訴に来院。唇側にフィステルを認め、X線写真から重度の骨欠損を認める。

治療計画：抜歯後、ソケットプリザベーションと同時に右側犬歯の再生療法を行いインプラント埋入。

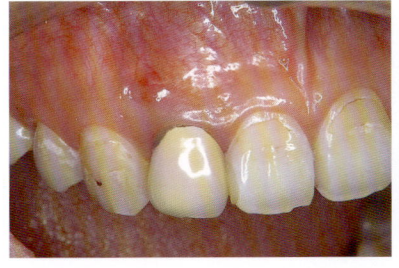 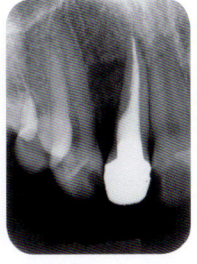 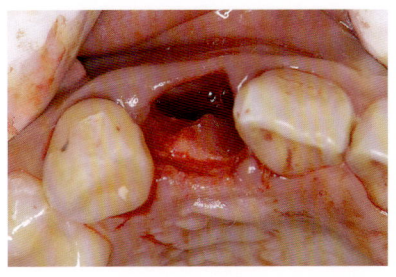 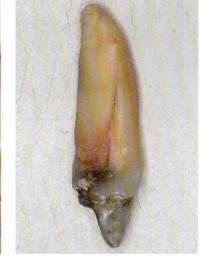

症例2-a｜症例2-b　症例2-a,b　初診時の口腔内およびデンタルX線写真。重度の骨欠損を認める。

症例2-c｜症例2-d　症例2-c,d　抜歯後、根尖部にまで及ぶ破折線を認め、唇側の骨壁の大部分は失われていた。

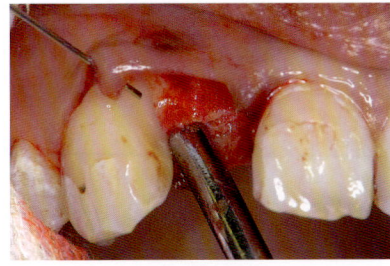 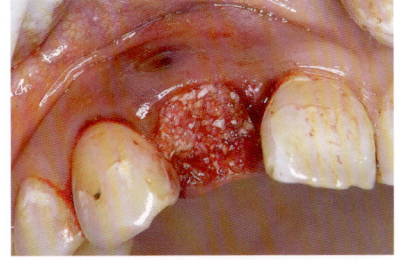

症例2-e　デブライドメントを念入りに行い、エムドゲインを塗布。

症例2-f｜症例2-g　症例2-f,g　骨補填材料を填入し、上皮下結合組織にて閉鎖。

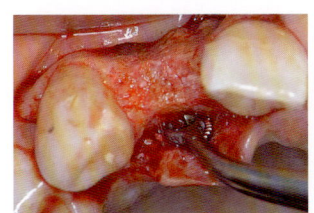 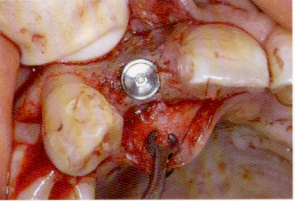 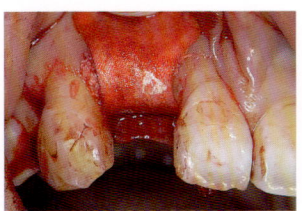

症例2-h　抜歯後4ヵ月。唇側の骨欠損はリカバーできており、犬歯部の近心においては骨様組織の再生を認めた。

症例2-i｜症例2-j｜症例2-k　症例2-i〜k　ドリリング時に採取した自家骨と骨補填材料を混合し、吸収性メンブレンにてGBRを行った。

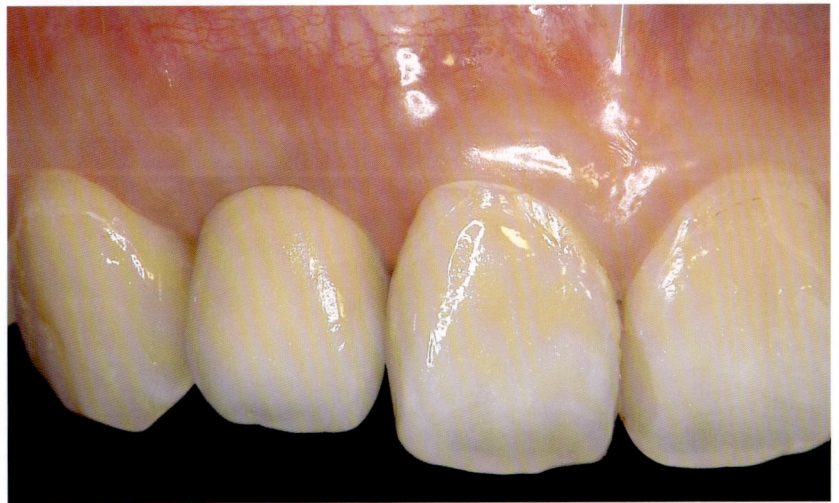 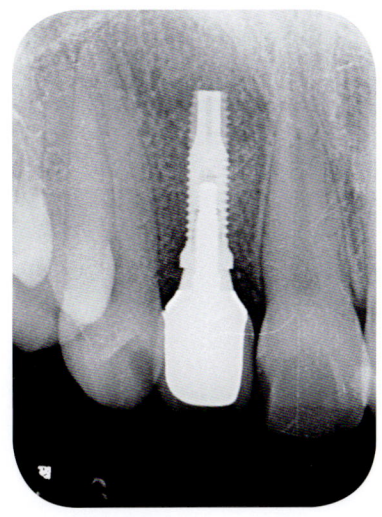

症例2-l｜症例2-m　症例2-l、m　最終補綴物装着後の正面観とデンタルX線写真（技工担当：田中利哉氏）。

会員発表

抜歯窩の分類　Type Ⅲ の症例（症例3-a〜m）

患者年齢および性別：59歳、女性
主訴および現症：審美障害と歯周治療を希望され来院。全顎的に中等度以上の成人性歯周病で前歯部にはフレアーアウトがみられ、左側中切歯には垂直性の骨欠損を認める。

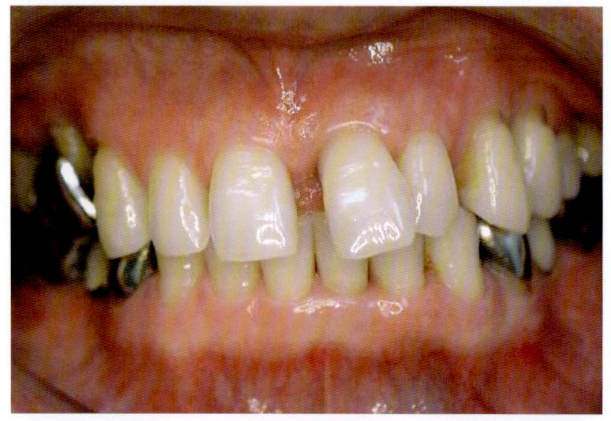
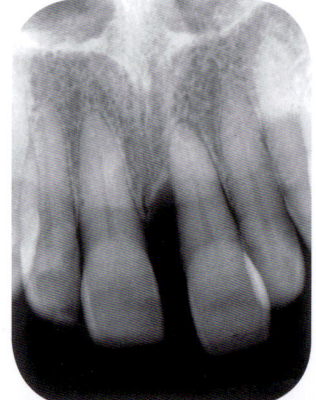
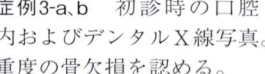

症例3-a、b　初診時の口腔内およびデンタルX線写真。重度の骨欠損を認める。

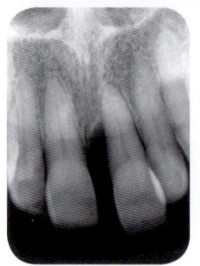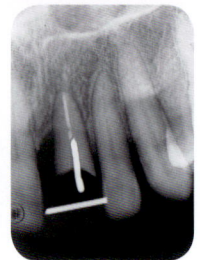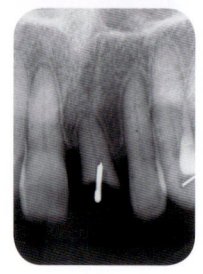

症例3-c〜e　垂直的な骨の保存を目的とした矯正的挺出を行った。

症例3-f　骨補填材料と上皮下結合組織を用いてソケットプリザベーションを行った。

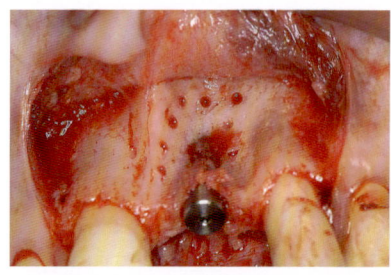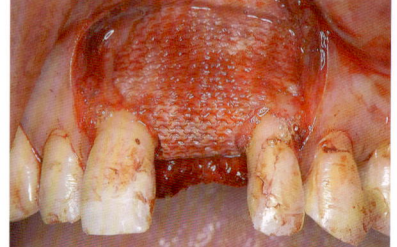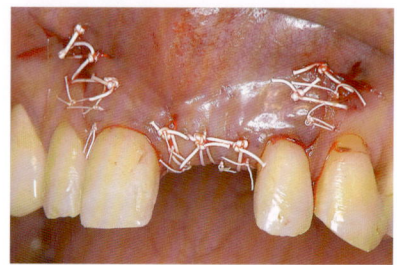

症例3-g〜i　フィクスチャーの露出を認めたため、デコルチケーションを行い、クロスリンクされたメンブレンを用いてGBRを行った。

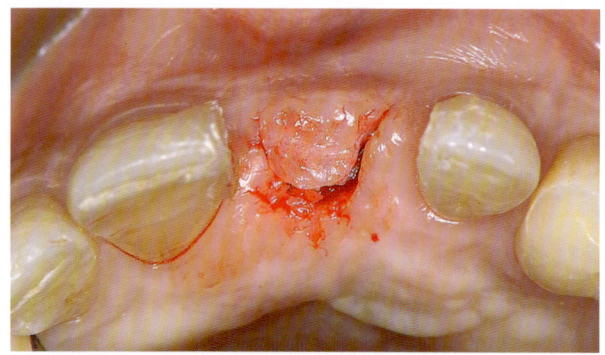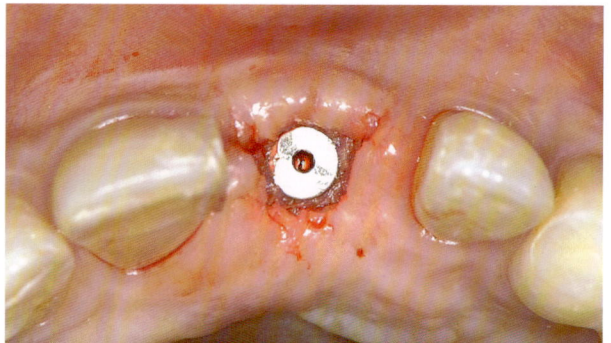

症例3-j、k　二次手術時には、ロール法を用いて、唇側の軟組織の増大を図った。

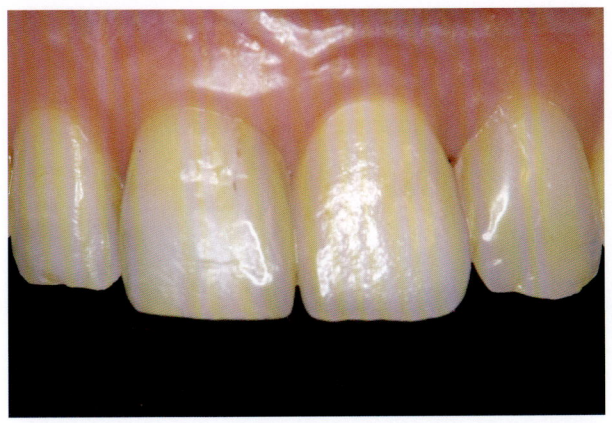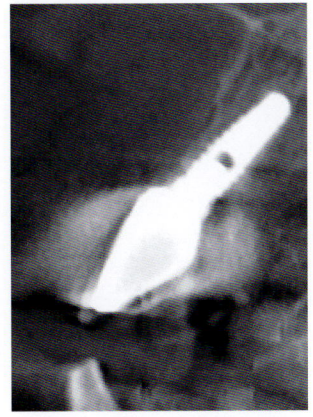

| 症例3-l | 症例3-m | 症例3-l、m　最終補綴物装着後3年の正面観と同時期のCT画像（技工担当：田中利哉氏）。|

まとめ

本稿では、抜歯窩の分類を基に、3つの症例を供覧した。**症例1**のようにType Iに近いケースであれば、ソケットプリザベーションを行うことによって、安全・確実に良好な結果が得られやすいと考える。また、**症例2**のようにType IIの抜歯窩においては、ソケットプリザベーションと同時に、エムドゲインやメンブレン、またはPDGFなどのマテリアルを併用することによって、十分な初期固定を得るための骨幅は保存でき、吸収性メンブレンを用いた安全な手技が可能となると考える。さらに、**症例3**のようにType IIIの抜歯窩においては、矯正的挺出抜歯や、メンブレンを併用したソケットプリザベーションを行うか、もしくは従来どおりのリーセントアプローチを適応すべきだと考える。

筆者は、審美領域において非可逆的なダメージを残さないために、インプラント埋入手術時にリスクの高い併用処置は極力避けたいと考えている。そこで、抜歯窩のダメージの状態を分類し、各段階に応じた歯槽堤保存術を行うことは、より安全・確実に良好な治療結果を得るために非常に効果的であると考える。

今後も、より効果的な手技手法やマテリアルの開発に期待したい。

参考文献

1. Pietrokovski J, Massler M. Alveolar ridge resorption following tooth extraction. J Prosthet Dent. 1967;17(1):21-27.
2. Johnson K. A study of the dimensional changes occurring in the maxilla following closed face immediate denture treatment. Aust Dent J. 1969;14(6):370-376.
3. Lam RV. Contour changes of the alveolar processes following extractions. J Prosthet Dent 1960;10:25-32.
4. Cardaropoli G, Araújo M, Lindhe J. Dynamics of bone tissue formation in tooth extraction sites. An experimental study in dogs. J Clin Periodontol. 2003;30(9):809-818.
5. Schropp L, Wenzel A, Kostopoulos L, Karring T. Bone healing and soft tissue contour changes following single-tooth extraction: a clinical and radiographic 12-month prospective study. Int J Periodontics Restorative Dent. 2003;23(4):313-323.
6. Araújo MG, Lindhe J. Dimensional ridge alterations following tooth extraction. An experimental study in the dog. J Clin Periodontol. 2005;32(2):212-218.
7. Araújo MG, Sukekava F, Wennström JL, Lindhe J. Tissue modeling following implant placement in fresh extraction sockets. Clin Oral Implants Res. 2006;17(6):615-624.
8. Araújo MG, Wennström JL, Lindhe J. Modeling of the buccal and lingual bone walls of fresh extraction sites following implant installation. Clin Oral Implants Res. 2006;17(6):606-614.
9. Botticelli D, Berglundh T, Lindhe J. Hard-tissue alterations following immediate implant placement in extraction sites. J Clin Periodontol. 2004;31(10):820-828.
10. Botticelli D, Persson LG, Lindhe J, Berglundh T. Bone tissue formation adjacent to implants placed in fresh extraction sockets: an experimental study in dogs. Clin Oral Implants Res. 2006;17(4):351-358.
11. Nevins M, Camelo M, De Paoli S, Friedland B, Schenk RK, Parma-Benfenati S, Simion M, Tinti C, Wagenberg B. A study of the fate of the buccal wall of extraction sockets of teeth with prominent roots. Int J Periodontics Restorative Dent. 2006;26(1):19-29.
12. Iasella JM, Greenwell H, Miller RL, Hill M, Drisko C, Bohra AA, Scheetz JP. Ridge preservation with freeze-dried bone allograft and a collagen membrane compared to extraction alone for implant site development: a clinical and histologic study in humans. J Periodontol. 2003 Jul;74(7):990-999.
13. 奥田裕司．歯槽堤欠損の予防．抜歯部位のマネージメント．In：木原敏裕（編）．QDI別冊 より確実なインプラント治療を求めて．東京：クインテッセンス出版．

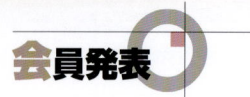

審美領域におけるインプラント修復のマネージメントについて〜Challenges of the Esthetic Zone〜

林　丈裕

吉樹デンタルクリニック

はじめに

近年、インターネットなどの媒体を通じて、患者自身も審美修復、インプラント修復治療に対する意識・評価が高くなっている。審美修復治療においては、ただ口腔内のみを観察するのではなく、まず患者のスマイルを含む顔貌から評価することが重要である。そこで、患者のスマイルが自然であるかどうかをわれわれ歯科医師が客観的に分析し、患者の主観をあわせ、包括的治療計画を立案していくことが必須である。

本稿では、上顎前歯部において審美的に問題のある歯列を有する患者に対して、魅力的なスマイルの回復を行うために、包括的治療計画をもとにインプラントにて対応した症例を提示し、解説する。

単独歯欠損修復のオプション

単独歯欠損修復のオプションとしては、インプラント、ブリッジ、局部床義歯がある。そしてこの場合、審美性、機能性、欠損部位、外科的侵襲、治療期間、治療費用、患者の要望などをふまえ客観的に評価し、治療のゴールとして、すべてインプラントではなく固定式ブリッジを選択することも必要であると考えている（図1）。

上顎前歯部におけるインプラント修復を行うための術前評価

審美に関して再現性のある科学的文献は不足している。上顎前歯部のインプラント治療を行うにあたってのガイドラインを図2に表記する。

上顎前歯部におけるインプラント埋入にあたってのルール

1）インプラントの埋入位置

インプラントの埋入深度についてたびたび議論されているが、インプラントのタイプ、唇舌的埋入位置によってそれぞれ相違が出てくるものと筆者は考えている。

筆者は、通常唇側部の歯肉・骨の厚みを可及的に確保するため口蓋側（基底結節部）にインプラントを位置づけている[1]。深度においては、口蓋側に埋入し、修復物の適切な歯肉縁下形態を与えるために、ランドマークとなる歯肉縁から4〜5mmの位置にインプラントのプラットフォームがくるよう位置づけている。

2）インプラント埋入の傾斜角度

切縁を結んだ線から唇側に倒れて埋入してしまうと、通常は歯肉退縮を起こす。天然歯の歯軸より、口蓋側に立てた状態で埋入することが重要である（図3）。

3）頬舌的埋入位置

切縁を結んだラインより内側、基底結節部に位置づける（図4）。

4）近遠心的埋入位置

表1に示すようなデータ[2]を参考にし、隣接する修復物の近接限界を把握したうえで埋入位置を決定する。

5）インプラント径

インプラントの直径においては、ワイドインプラントは経年的に歯肉退縮を起こしやすいという報告がある[3]。強度が維持できる範囲内でナローなインプラントを選択することが重要である。

6）歯肉縁下形態

歯根膜の存在しないインプラント

審美領域におけるインプラント修復のマネージメントについて～Challenges of the Esthetic Zone～

図1-a | 図1-b

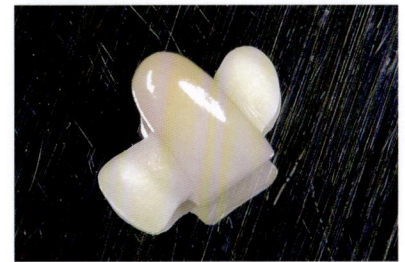
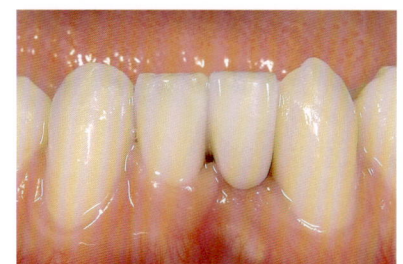

図1-a、b　左下中切歯欠損への接着ブリッジの応用例。

```
顔貌の分析
　・正面観：水平基準面、垂直基準面、顔の比率
　・側方面観：E-ライン、鼻唇角、口唇
歯と口唇の分析
　・スマイルラインの位置（high vs average vs low）
　・歯と歯肉の露出の割合（歯肉レベル）
　・正中矢状面を基準とした咬合平面ならびに歯列の左右対称性
　・切縁の位置,安静時の歯の露出量、切縁ラインの下口唇との調和
　・歯の形状、歯種間の歯冠長幅径比率
　・年齢・性別

歯肉形態のタイプ
　・Thin scalloped vs Thick flat
骨欠損のタイプ
　・残存骨の高さと幅と形態（Seibertの分類：Class 1、2、3）
隣接面歯槽骨長の高さ
咬合関係
患者の要望
```

図2　上顎前歯部におけるインプラント修復を行うための術前評価。

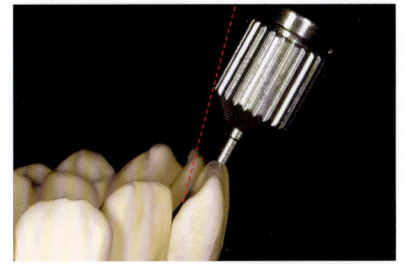

図3　インプラントの傾斜角度の目安。赤線のラインが理想的な角度である。

図4-a | 4-b

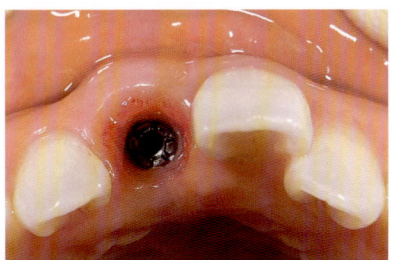
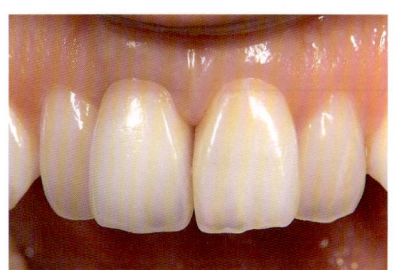

図4-a、b　a：インプラントの頬舌的埋入位置の目安。基底結節部に位置づける。b：術後4年の正面観。

表1　隣接する修復物と歯間乳頭の再生距離[2]

隣接する修復物	近接限界	垂直限界
Tooth - Tooth	1 mm	5 mm
Tooth - Pontic	N/A	6.5mm
Pontic - Pontic	N/A	6.0mm
Tooth - Implant	1.5mm	4.5mm
Implant - Pontic	N/A	5.5mm
Implant - Implant	3 mm	3.5mm

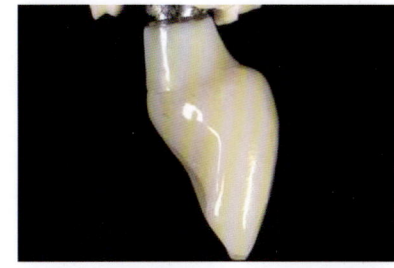

図5　上顎前歯部インプラントの歯肉縁形態は、周囲組織を圧迫しないようにストレートに立ち上げ、歯冠形態につなげる。

においては、補綴物により唇側歯肉を圧迫すると、簡単に歯肉退縮を起こす。

骨造成処置などを行い唇側骨の厚みが十分ある場合は、インプラントショルダーからのサポートを強めに与えて対応していくこともあるが、通常、骨格系に劣る日本人などのモンゴロイドの場合、唇側はストレートまたはレスカントゥアの形態で立ち上げ、唇側歯肉の厚みを確保することが重要である[1]。それにより、バイオタイプを退縮しにくいThick flat[4]に変換できると筆者は考えている（図5）。

症例1供覧

患者は32歳女性、上顎右側中切歯の動揺を主訴として来院。歯科的既往歴としては、3年前に他医院にて上顎右側中切歯を抜髄、修復処置を施される。

この時点から、顔貌における、切縁ライン、歯肉ライン、下口唇のラインの不調和などの審美的障害を確認することができる。ホリゾンタルディスクレパンシーの症例である。

会員発表

上顎右側中切歯が水平的歯根破折を起こしていた症例（症例1-a～s）

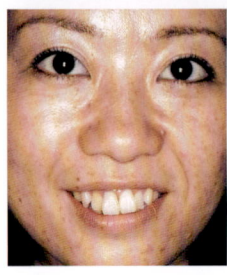 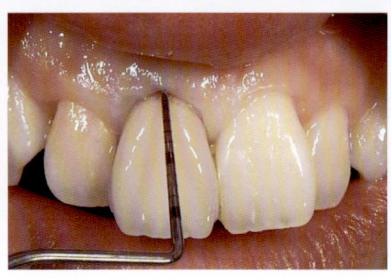 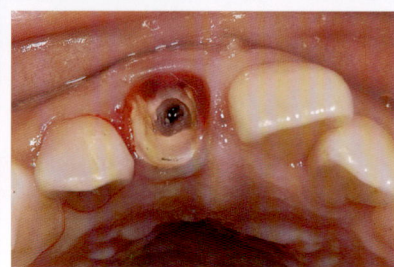 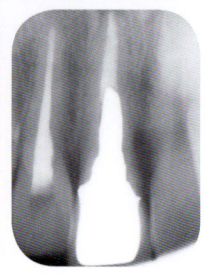

症例1-a　術前の顔貌。切縁ライン、歯肉ライン、下口唇ラインの不調和が見て取れる。

症例1-b｜症例1-c｜症例1-d

症例1-b～d　プローブにおいて、歯肉のバイオタイプの確認を行う。動揺しているクラウンの歯冠部は、水平的に歯根破折をしており、また、歯根部の近心部に垂直的破折線が認められ、骨吸収像も認められる。

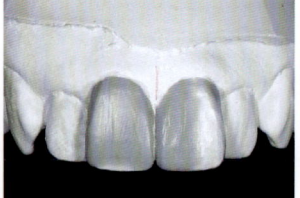 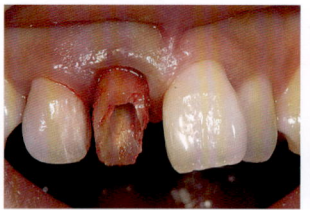 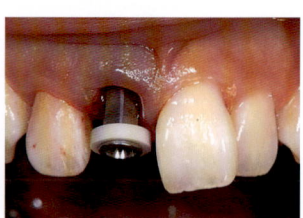

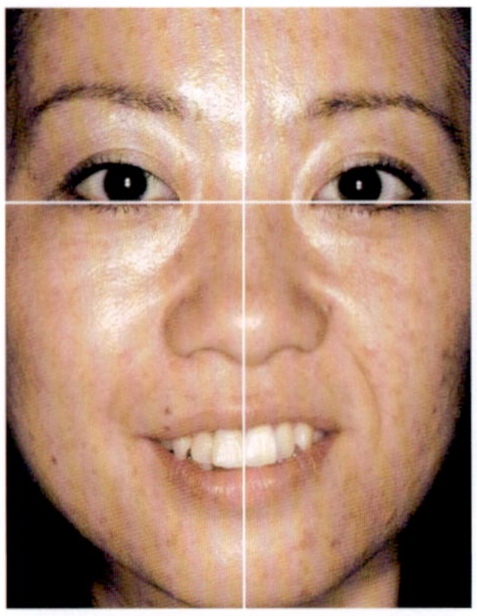

症例1-e　患者との情報の共有化を図るため、コンピュータグラフィックスによるシミュレーションを行う。

症例1-f　患者との相談の結果、1|はインプラント修復、|1はポーセレンラミネートベニア、|2は歯冠形態修正というプランを選択。その情報を元に診断用ワックスアップを作製し、インプラント埋入位置を決定する。

症例1-g｜症例1-h

症例1-g、h　抜歯後、抜歯窩内の肉芽を十分に掻爬し、唇側の骨壁の位置を確認。ドリリング後、口蓋側壁に沿わせながらインプラント埋入を行う。

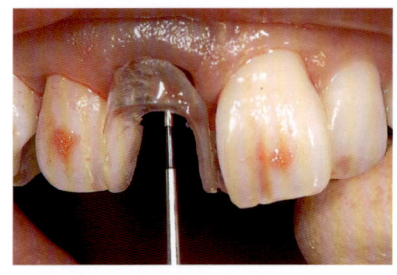 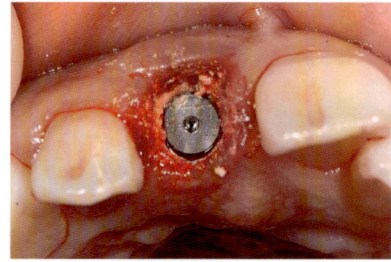 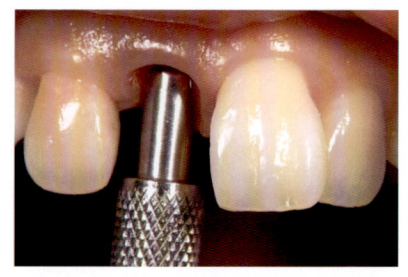

症例1-i｜症例1-j

症例1-i、j　埋入深度は、最終補綴予想歯肉縁から4mm縁下にインプラントヘッドが位置するよう設定。インプラント埋入後、唇側骨板とインプラントのギャップには、骨再生の足場としてβ-TCPを填入し、その上にコラテープをのせ、オベイドポンティックの形態のプロビジョナルを装着している。

症例1-k　二次手術時。十分な付着歯肉の存在、歯肉縁を根尖側に下げていくため、歯肉パンチにて対応している。同時にプロビジョナルレストレーションの印象採得を行う。

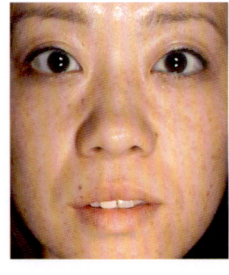 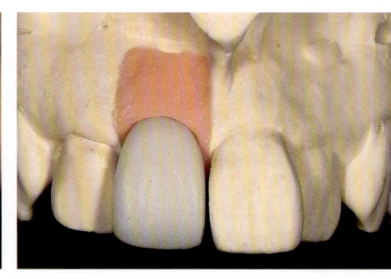

症例1-l｜症例1-m

症例1-l、m　作製されたプロビジョナルレストレーション。この時点においては、反対側同名歯とは対称にしていない。まず、プロビジョナルレストレーションを口腔内に装着し、顔貌からの正中、切縁ラインを調整し、そこから反対側同名歯においては、口腔内にて直接形態修正してコンポジットレジンを築盛し、形態を整えていく。

審美領域におけるインプラント修復のマネージメントについて～Challenges of the Esthetic Zone～

| 症例2-t | 症例2-u |

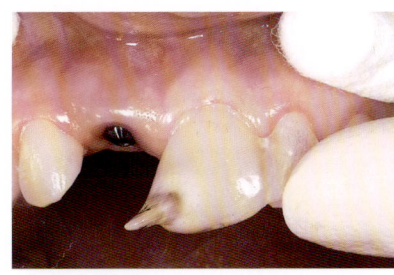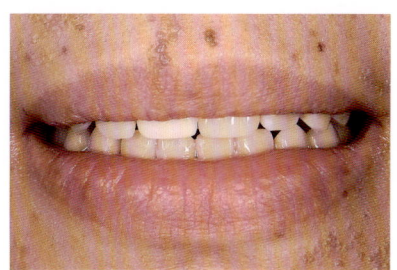

症例2-t、u　プロビジョナルレストレーションを装着。また、口腔内でコンポジットレジンを直接築盛し、正中、切縁ラインなどの調整を行う。

| 症例2-v | 症例2-w |

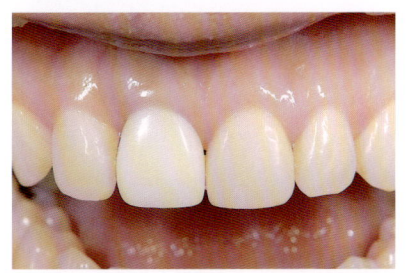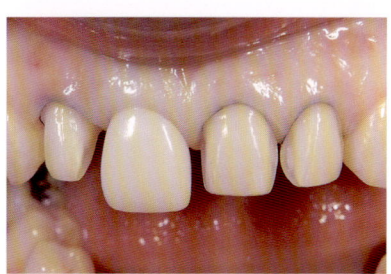

症例2-v　軟組織の成熟を待ち、最終印象に入る。

症例2-w　ラミネートベニアの最終形成。2|は、360度ラミネートベニアにて対応。

| 症例2-x | 症例2-y |

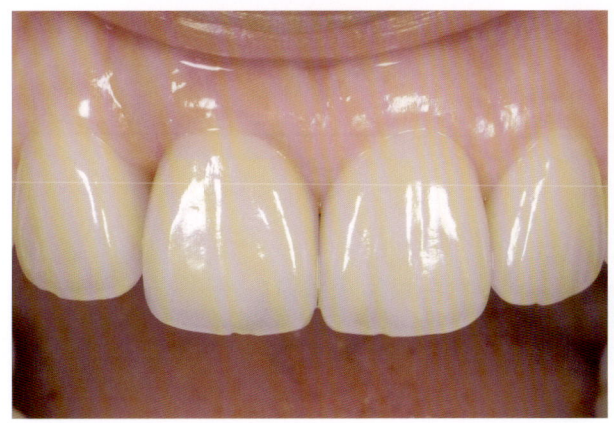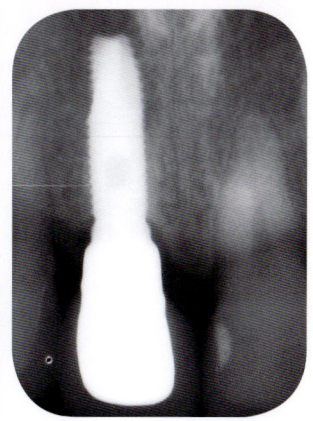

症例2-x、y　最終補綴物装着時の口腔内およびデンタルX線写真。

まとめ

1本のインプラント修復、あるいは、審美修復においても、修復を行う際に、評価として、口腔外からはじめ、患者のスマイルが自然であるかどうかを観察することが必要である。それをもとに、各評価を行い、包括的な治療計画を立案し進めていくことにより、審美的付加価値を患者に与えることができると考える。

参考文献

1. 林　揚春．自然治癒を考慮した抜歯即時埋入インプラント．成功のための診断基準とアプローチ法．インプラントジャーナル．2004；17：7-31．
2. Salama H, Salama MA, Garber D, Adar P. The interproximal height of bone : a guidepost to predictable aesthetic strategies and soft tissue contours in anterior tooth replacement. Pract Periodontics Aesthet Dent. 1998 ; 10(9) : 1131-1141.
3. Small PN, Tarnow DP, Cho SC. Gingival recession around wide-diameter versus standard-diameter implants: a 3- to 5-year longitudinal prospective study. Pract Proced Aesthet Dent. 2001 ; 13(2) : 143-146.
4. Kan JY, Rungcharassaeng K, Lozada J. Immediate placement and provisionalization of maxillary anterior single implants: 1-year prospective study. Int J Oral Maxillofac Implants. 2003 ; 18(1) : 31-39.
5. Gomez-Roman G. Influence of flap design on peri-implant interproximal crestal bone loss around single-tooth implants. Int J Oral Maxillofac Implants. 2001 ; 16(1) : 61-67.
6. Chiapasco M, Zaniboni M, Boisco M. Augmentation procedures for the rehabilitation of deficient edentulous ridges with oral implants. Clin Oral Implants Res. 2006 ; 17 Suppl 2 : 136-159.
7. Schropp L, Isidor F, Kostopoulos L, Wenzel A. Interproximal papilla levels following early versus delayed placement of single-tooth implants: a controlled clinical trial. Int J Oral Maxillofac Implants. 2005 ; 20(5) : 753-761.
8. 土屋賢司．審美修復における診査・診断のための基礎．In：QDT 別冊 Esthetic of Dental Technology Part 3．審美領域における診査・診断とその技工．2004：6-16．
9. 林　揚春，武田孝之(eds)．イミディエートインプラントロジー．東京：ゼニス出版，2007．

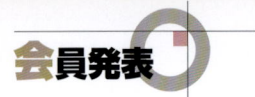

上顎前歯単独歯欠損における抜歯後即時インプラント埋入法の長期的安定性について

鍋島弘充

愛知学院大学歯学部顎口腔外科学講座、医療法人医仁会・さくら病院歯科口腔外科インプラント診療部

はじめに

近年、上顎前歯部における抜歯後即時インプラント埋入法に関しては、予知性の高い治療法の一つとして、その有用性が報告されている。また、前歯部における患者の審美的要求は非常に高い傾向があり、その治療法に関しては、歯槽骨、周囲軟組織の保護など困難な問題も有しているため、術中・術後の慎重な対応が必要となる[1]。

また、本法を施行後の歯周組織（硬・軟組織）における長期的安定性に関する情報は未だ十分とは言えず、最近では、唇側の骨吸収が惹起することから、辺縁の歯肉退縮のリスクに関しての報告も散見される。

そのため、上顎前歯部において抜歯後即時インプラント埋入を行う際は、術前に十分な診査を行ったうえでの的確な診断、治療計画が改めて大切であると考える。

短期的経過観察では一見審美的問題が認められなくても、長期的結果では、インプラント周囲組織の経時的変化によって歯肉形態に影響を与える可能性も考慮したうえで、術式および上部構造作製などの治療法の選択を症例に応じて的確に行う必要がある。

今回、上顎右側中切歯部において抜歯後即時インプラント埋入を行い、同時にプロビジョナルレストレーションを装着した症例が、最終補綴物装着後5年経過し、長期的に安定した結果を得たので術後評価と共に供覧する。

また、本法の各ステージにおいて、インプラントの抜歯後即時埋入についての長期的安定性を獲得するための要因についても考察する。

症例供覧

1）術前所見

患者は18歳の男性。上顎右側中切歯の歯根破折による唇側転位および周囲歯肉の軽度腫脹を認め、動揺は2度だった（図1）。また、デンタルX線所見では、上顎右側中切歯歯根破折を認めたものの、歯槽骨骨折は認めなかった（図2）。

術前所見から、歯の形態はスクエア、バイオタイプはThick flatであった（図3）。術前所見として健側との歯頸部の不調和が認められたため、歯頸線の調和を獲得し、審美性の改善のためにインプラント手術を施行することとなった。

2）術式

手術においては、まず、局所麻酔下に歯周組織の可及的保護のためにフラップレスにて非侵襲的な抜歯を施行した。最初にペリオトームを用いて歯根膜を拡大したのちに、鉗子にて慎重に上顎右側中切歯の抜歯を行った（図4）。

次に、インプラント体の近遠心的、頰舌的位置関係の設定は、術前に作製した手術用テンプレートを参考とした。また、インプラント埋入深度は、歯肉端から約3mmの位置にインプラント体のプラットフォームがくるよう設定し、初期固定は、抜歯窩根尖側約4mm深さに埋入して獲得した（図5）。

3）補綴物の作製および装着

上部構造作製には、テンポラリーアバットメントをインプラント体に連結し、常温重合レジンにてエマージェンスプロファイルの作製を行い、形態修正を行った。最終的なエマージェンスプロファイルの上縁は、健側歯肉縁と等高になるように設定した（図6、7）。

術後は歯周組織が良好な形態に維持され、3ヵ月後に最終印象を行った（図8）。

上顎右側中切歯に抜歯後即時インプラント埋入とプロビジョナリゼーションを行った症例（図1〜13）

患者年齢および性別：18歳、男性
初診：2003年12月20日
現病歴：上顎前歯部審美障害
全身所見：特記事項なし
臨床診断：上顎右側中切歯歯根破折

処置および経過：2003年12月30日、局所麻酔下にて上顎右側中切歯抜歯、インプラント即時埋入と同時に暫間補綴物装着を行った。術後3ヵ月で最終印象を行い、その1ヵ月後に最終補綴物を装着した。

図1　初診時の口腔内。歯根破折による唇側転移、周囲歯肉の軽度腫脹が認められる。

図2　初診時のデンタルX線写真。上顎右側中切歯の歯根破折を認める。

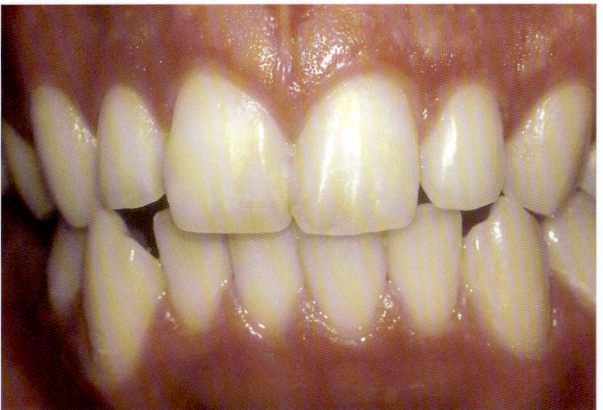

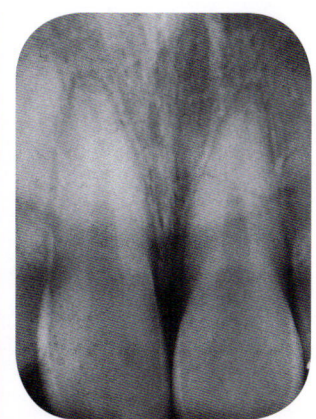

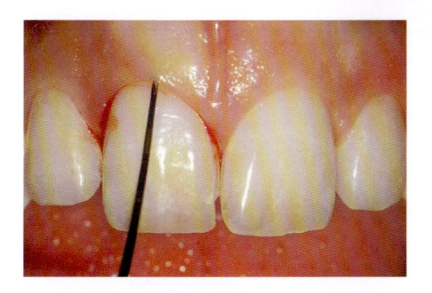

図3　歯の形態はスクエア、バイオタイプはThick flatであった。

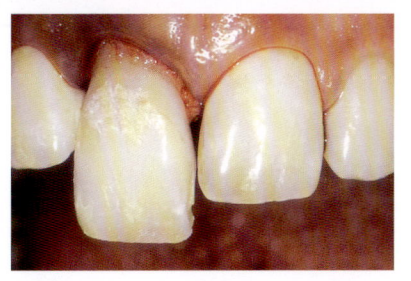

図4　ペリオトームを用いて慎重に抜歯を行った。

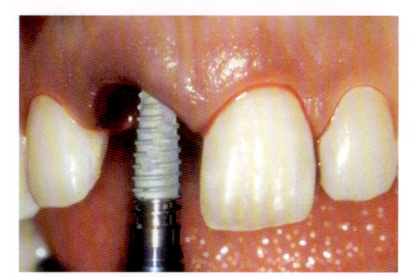

図5　インプラント埋入時の口腔内。

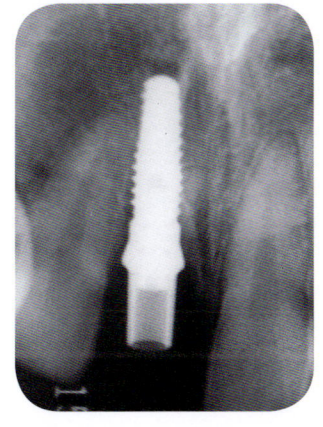

図6　術直後デンタルX線写真。確実な位置にインプラントが埋入されている。

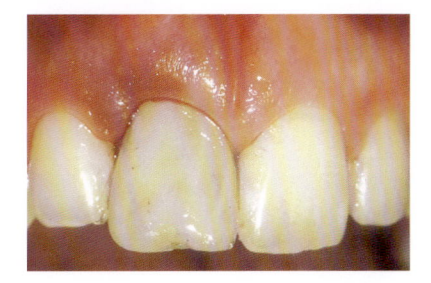

図7　最終的なエマージェンスプロファイルの上縁は、健側歯肉縁と等高になるように設定した。

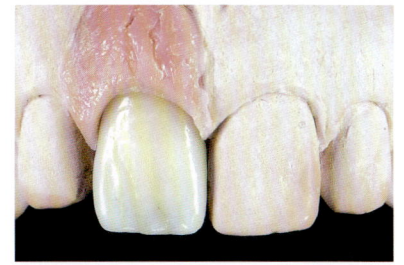

図8　術後3ヵ月で最終印象を行う。

装着後1ヵ月時の所見では、完全に歯間乳頭部の歯肉形態の安定が確認できた。また、デンタルX線所見では、インプラント周囲の骨も安定していた（図9、10）。

4）上部構造装着後5年の長期的経過観察

上部構造装着後5年経過した現在、インプラント周囲組織も安定し、経過良好である（図11）。また、デンタルX線所見においては、明らかなインプラント周囲の骨吸収は認めなかった（図12）。

CT所見においては、唇側骨の形態は維持されていた（図13）。

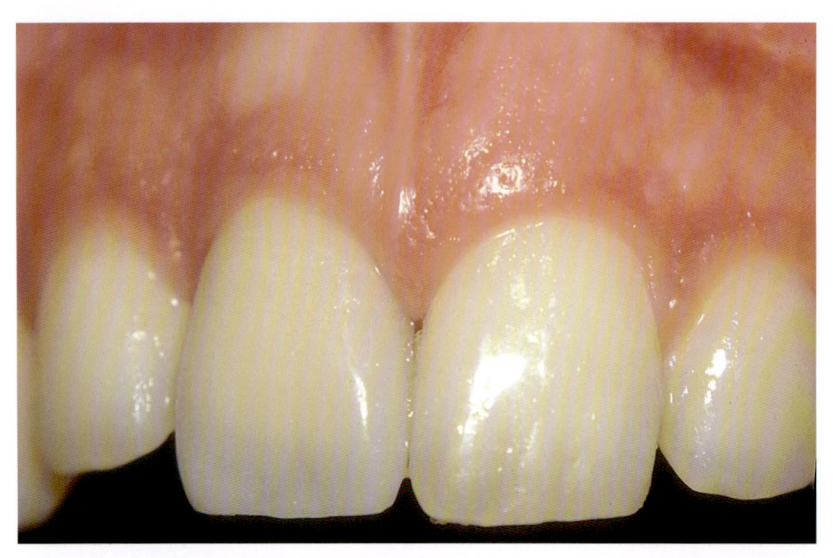

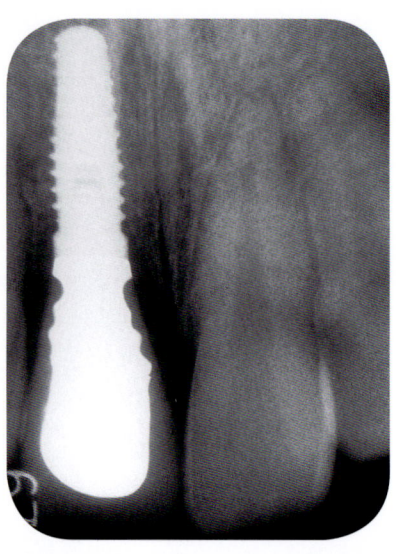

図9、10　上部構造装着後1ヵ月の口腔内およびデンタルX線。歯間乳頭部の歯肉形態および骨の状態も安定している。

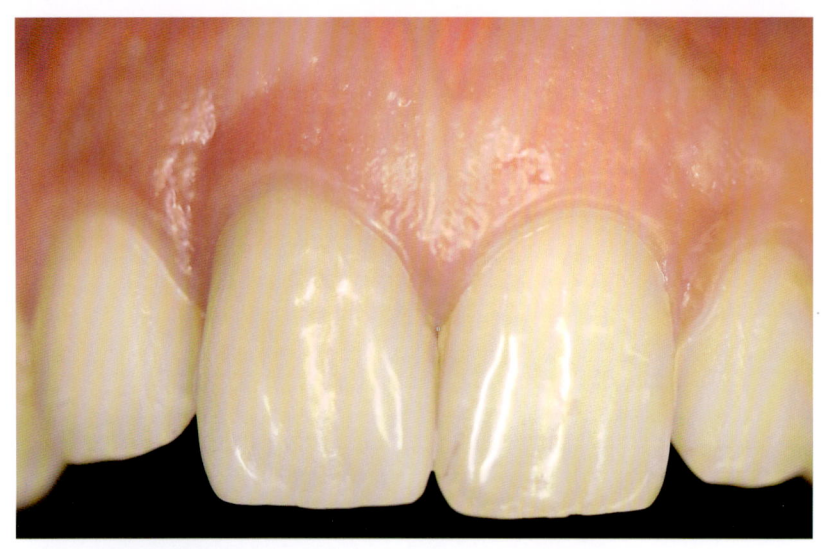

図11　上部構造装着後5年の口腔内。インプラント周囲組織は安定している。

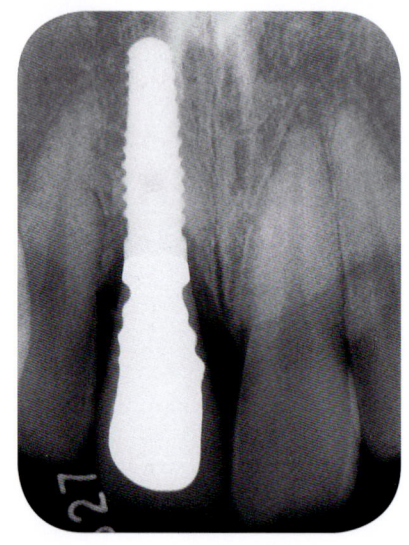

図12　上部構造装着後5年のデンタルX線所見。明らかなインプラント周囲の骨吸収は認められない。

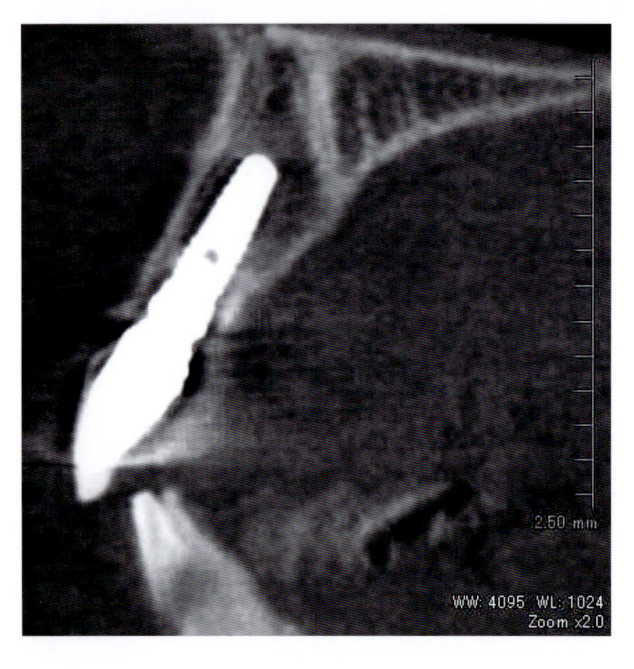

図13　上部構造装着後5年のCT所見。唇側骨の形態は維持されている。

表1　上顎前歯部単独歯欠損への抜歯後即時インプラント埋入における術前、術中、術後診断の要点

術前診断	① 隣在歯および周囲硬・軟組織に損傷がないこと ② 抜歯窩内の骨状態, 形態の把握および最適な位置・方向の設定の可否 ③ 長期的安定性を考慮した最適な生物学的幅径の有無 　　長期的安定性を考慮した最適な生物学的幅径の獲得の可否 ④ ①～③を考慮した手技、フィクスチャーの選択 　　硬・軟組織移植の要否
術中診断	① 隣在歯および周囲軟組織、硬組織に術中損傷がないこと ② 抜歯窩内の骨状態の再評価および三次元的に最適な位置の有無、決定 ③ 骨－インプラント間が可能な限り広い面積で接していること ④ フィクスチャー周囲の間隙は可能な限り最小限にし、異物、軟組織を介在させないこと ⑤ 中長期的に歯周組織に安定した材質の上部構造（暫間補綴物）であること ⑥ 長期的安定性を考慮した適切な生物学的幅径獲得の可否 ⑦ ①～③を考慮した手技、フィクスチャー、移植法の決定、施行
術後診断	① 長期的に安定した材質の上部構造であること ② 術後長期間過負荷などが加わらないこと ③ 適正な生物学的幅径の維持の有無 　　隣在歯および周囲硬・軟組織に損傷がないこと ④ 慢性的炎症および感染がないこと ⑤ 長期的安定性→患者への有益性

考察

上顎前歯部単独歯欠損における抜歯後即時インプラント埋入法には、各ステージにおいて的確な診断が必要となり、術前、術中、術後診断がそれぞれ重要となる（表1）[2,3]。

1）術前診断

術前診査・診断の要点を以下に挙げる。

①患歯と隣在歯における周囲硬・軟組織に損傷がないこと：インプラント周囲の歯間乳頭の回復は、隣在歯の骨レベルに依存することから、術前にX線写真、CT、ボーンサウンディングなどにより確認する。

②抜歯窩内の骨状態・形態の把握および最適な位置・方向の設定の可否：最適なインプラント埋入位置の設定および確認には、術前CTや画像シミュレーションなどにより把握することが望ましい。そして、インプラント埋入方向の設定の可否について、術前の歯周組織の状態を把握して行い、無理のない治療計画を立案する。

③長期的安定性を考慮した最適な生物学的幅径の有無：インプラント埋入位置と歯周組織が良好な位置関係に温存できる可能性についても確認する。そのため、唇側骨の厚径、面積が歯肉を支える基盤となるため、もっとも重要である。

④①～③を考慮した手技、フィクスチャーの選択、硬・軟組織移植の要否：術前診断では、①～③を考慮した手技、フィクスチャーの幅径、長径の選択、抜歯後の歯周組織を予想したうえで硬・軟組織移植の要否を考慮した確実な診断が必要となる。

2）術中診断

術中診断では、手術中においても診査・診断を行い、各ステップで確実に治療を進めていく必要がある。

①隣在歯および周囲硬・軟組織に術中損傷がないこと：術中にひとたび組織の損傷が起こると最終的には良好な結果が獲得できないこととなる。そのため、各術式は、慎重に進め、歯周組織を愛護的に扱う必要がある。

②抜歯窩内の骨状態の再評価および三次元的に最適な位置の有無、決定：術中における抜歯窩内の再評価では、まず唇側骨の損傷や挫滅を確認し、次に口蓋骨の骨状態の確認を行う。骨形態の把握後にドリリング位置を検討し、ステントなどを用いて術前に決定した三次元的に最適な埋入位置を決定する。

③骨－インプラント間が可能な限り広い面積で接していること：本法の

特性上、術中にアバットメントを固定するため、インプラントの先端部と口蓋部における可能な限り広い面積での確実な初期固定が必要となるため、抜歯窩内のBICもその具備条件となる。
④フィクチャー周囲の間隙は可能な限り最小限にし、異物、軟組織を介在させないこと：抜歯窩内における間隙は、2mm以下で可及的に最小限にし、インプラント周囲の抜歯窩内治癒を良好な環境にしておくことが大切となる。不慮にも2mm以上のスペースを確認した場合には、上部構造（暫間補綴物）の装着は断念し、移植などを用いた2 stageの治療法を選択する。
⑤中長期的に歯周組織に安定した材質の上部構造（暫間補綴物）であること：本法は、術後ただちに上部構造（暫間補綴物）を装着するため、歯周組織に刺激がない安定したものが、最終補綴物装着前までの形態維持に必要となる。
⑥長期的安定性を考慮した適切な生物学的幅径獲得の可否：術前診断では、本法の適応であっても、術中に組織を損傷したために不適切な生物学的幅径となった場合には、その術式を断念し、組織修復するための治療法の選択することがその後の結果を左右する。
⑦①～③を考慮した手技、フィクチャー、移植法の決定、施行：①～③を考慮した手技の選択を行い、適切な長径、幅径フィクスチャーを使用し、術中に移植が必要と判断した場合には、骨および軟組織の移植を決定し施行する。また、計画した移植法においても良好な結果が得られないと判断した場合には、手術を断念し、2 stageによるアプローチを選択する場合もある。

3）術後診断

最後に術後診断の重要な要点を以下に挙げる。
①長期的に安定した材質の上部構造であること：長期的に安定した結果を獲得するためには、外力や口腔内環境に耐えうる強固で安定した材質であることが選択条件となり、最近では、強固で審美性を考慮したオールセラミックスやジルコニアなどにより回復を行うこともある。
②術後長期間過負荷などが加わらないこと：上部構造装着後の口腔内環境で外力や過負荷により、骨吸収を惹起する可能性があるため、メインテナンスの際に咬合関係の確認が必要となる。
③適正な生物学的幅径の維持の有無：長期的安定性を得るためには、インプラント埋入部と隣在歯の周囲硬・軟組織が健常であることが重要であり、メンテナンスの際に確認が必要となる。また、歯肉退縮を認めた際には、軟組織の移植や上部構造のサブマージでの形態修正によりその不調和を修正する。
④慢性的炎症および感染がないこと：長期的経過では、インプラントとアバットメント間のマイクロギャップにより、慢性的炎症を惹起してしまう可能性もある。そのため、プラットフォームスイッチに代表されるインプラント周囲骨の温存を図ることができる形態のインプラントを選択することも、長期的安定性の一助となる。
⑤長期的安定性→患者への有益性：以上のことを勘案し、各ステージにおいて適切な診断に基づいた治療が重要となり、その術式の積み重ねが長期的安定性につながり、最終的に患者への有益になると考えられる。

結語

今回筆者らは、上顎右側中切歯において抜歯インプラント即時埋入と同時に暫間補綴物装着により、術直後より歯周組織の形態回復を行い、長期的安定を得た症例に関して報告した。

謝辞

最後に、ご指導いただいた医療法人医仁会・さくら病院歯科口腔外科インプラント診療部の今井隆生先生に深謝いたします。

参考文献

1. Kan JY, Rungcharassaeng K. Site development for anterior single implant esthetics: the dentulous site. Compend Contin Educ Dent. 2001; 22(3): 221-226, 228, 230-231.
2. Funato A, Salama MA, Ishikawa T, Garber DA, Salama H. Timing, positioning, and sequential staging in esthetic implant therapy: a four-dimensional perspective. Int J Periodontics Restorative Dent. 2007; 27(4): 313-323.
3. Belser UC, Martin W, Jung R, Hämmerle C, Cchmid B, Morton D, Buser D. ITI Treatment Guide Volume 1: Implant Therapy in the Esthetic Zone Single-Tooth Replacements. Chicago: Quintessence; 2006.

シンポジウム1

秋本　健
信藤孝博

抜歯基準の変化─特に残根の処置について─

Changing Criteria of Tooth Extraction for Root Canal Treated Teeth

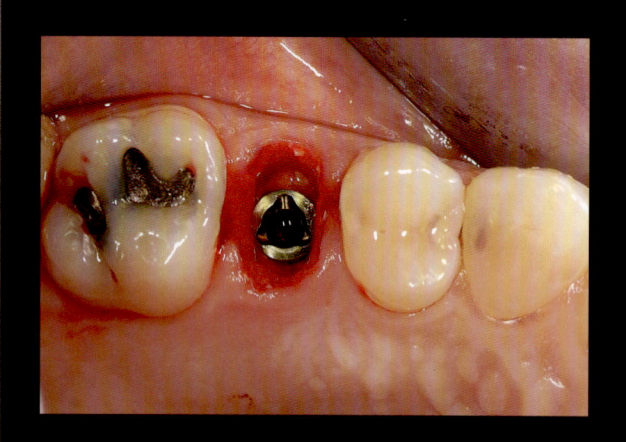

秋本　健

（米国・ベルビュー開業、ワシントン大学歯周病科）

Ken Akimoto

(Private Practice, Bellevue, WA. University of Washington, Department of Periodontics)

はじめに

　歯牙を保存するのか、それとも抜歯するのか。歯科医師なら迷ったことがあるであろう。

　本稿では、歯内療法を必要とする歯牙の予後を左右する因子を解説することを通じて、筆者の抜歯基準の変化について解説したい。

歯牙を保存した場合の予後

　図1に示すような大きなう蝕に罹患した第二小臼歯の治療の選択肢としては、歯内療法や歯冠長延長術を行ったのちに補綴する方法と、抜歯をしてインプラントで補う方法が選択肢として考えられる（表1）。では、この歯牙を保存して治療を行っていくと仮定すると、どのような要素が治療の予後を左右するのであろうか。

1）歯内療法の予後

　過去30年間に1人の歯内療法専門医が行った2,000本の歯内療法の予後を調べた報告[1]によると、およそ92%の歯牙が予後良好であり、再治療を除いた場合には94%まで成功率が向上することがわかる。予後を左右する因子としては、術前の歯髄の状態やファイル折れ込みなどの術中の問題、さらには術後に修復されたかどうかが報告されている（表2）。この報告をみる限り、歯内療法の治療予後は一般的にきわめて良好と考えられる。

2）歯内療法の失敗要因

　では、どのような場合に予後不良となってしまうのであろうか。歯内療法の失敗、すなわち根管の再感染が発生した場合、根管治療の不備が一般的に疑われるであろうが、Helingらによるレビュー[2]によると、根管が再感染する機会として、以下に示す多くの可能性が示唆されている。

大きなう蝕が第二小臼歯に認められる症例（図1-a〜c）

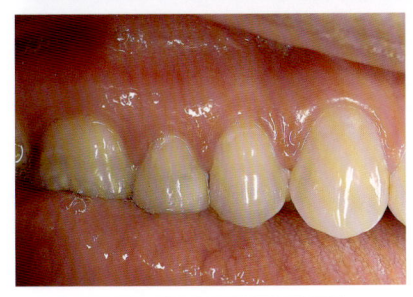

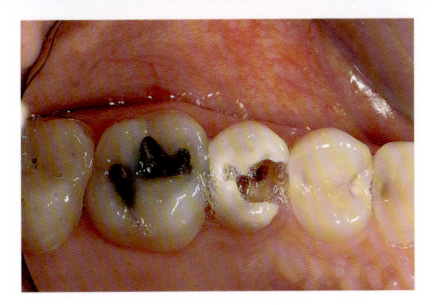

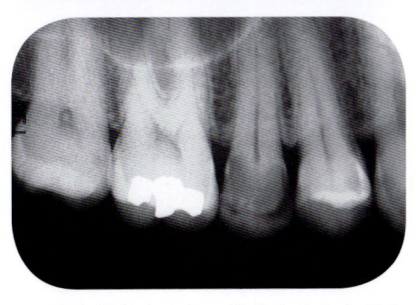

| 図1-a | 図1-b | 図1-c |

図1-a〜c 大きなう蝕が第二小臼歯に認められる。この歯を保存するか、抜歯するかを考えるうえで、どのような要素が予後に影響を及ぼすのであろうか。

表1 図1の症例において考えられる治療のオプション

治療オプション	保存		抜歯
術式	従来の歯内療法	歯冠長延長術	抜歯後即時インプラント埋入
補綴法	ポスト＋築盛→歯冠補綴物	歯冠補綴物	アバットメント＋歯冠補綴物

表2 歯内療法の結果：専門医が治療した2,000症例の後ろ向き研究[2]

治療法	患者数	成功率（％）
初回の治療	1,376	94.0
再治療	624	85.9
合計	2,000	91.45

予後因子			成功率（％）
独自の治療の予後因子	術前の歯髄の反応	あり	94.9
		なし	91.9
	術中の合併症	なし	94.4
		あり	76.5
	術後の修復	あり	94.4
		なし	87.9
非外科的治療の予後因子	術前の根尖性歯周炎	なし	94.5
		あり	81.2
	歯牙のタイプ	臼歯	82.5
		小臼歯	87.4
		前歯	89.0
	術中の合併症	なし	86.5
		あり	64.7

表3 歯内療法および歯冠補綴物の状態のコンビネーションと、X線上での根尖部の状態の関係[3]

歯内療法	補綴修復	API*（％）
良好	良好	91.4
良好	不良	44.1
不良	良好	67.6
不良	不良	18.1

* API : Absence of periradicular inflammation.

- 不良な根管充填
- ポストスペースの準備後
- ポストのセメンテーション後
- 永久修復の失敗

歯内療法を行った1,010本の歯牙を、歯内療法のクオリティと歯冠補綴物のクオリティが予後に及ぼす影響を観察した報告[3]によると、驚くべきことに歯冠補綴物のクオリティのほうが歯内療法のクオリティより有意に予後に与える影響が強いという結果になっている（表3）。

すなわち、根管治療の予後を良好にするためには、漏洩のない歯冠補綴物で修復することが必要であることがわかる。

3）歯冠補綴物の失敗要因

では、どのような条件の場合に歯冠補綴物は失敗するのであろうか。210本の小臼歯を歯内療法が完了した時点で残存している壁面数と、ボンディングされたポストの有無で分類して術後2年の補綴物の脱離を調べた

表4　Ferrariらの実験にみる残存骨壁数とポストの使用・非使用が補綴物の脱離に与える影響[4]

グループ	骨壁の状態	脱離した補綴物の数 ポスト使用	脱離した補綴物の数 ポスト非使用
1	すべての骨壁が残存	0/20	0/20
2	3壁が残存	0/20	2/20
3	2壁が残存	0/20	6/20
4	1壁が残存	1/20	6/20
5	2mmのフェルール	4/20	10/20
6	フェルールなし	4/20	12/20

脱離した歯冠補綴物（図2-a〜c）

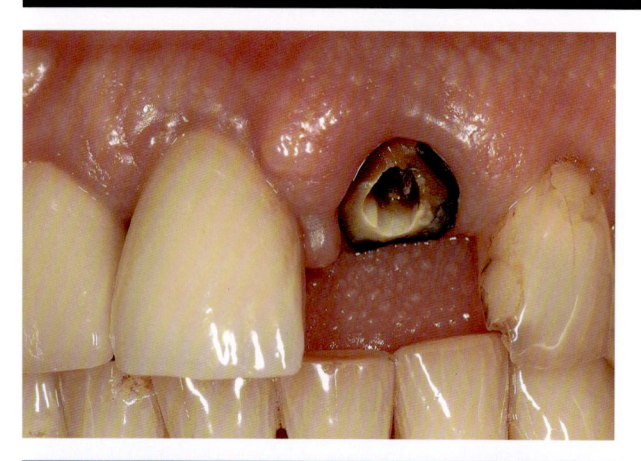

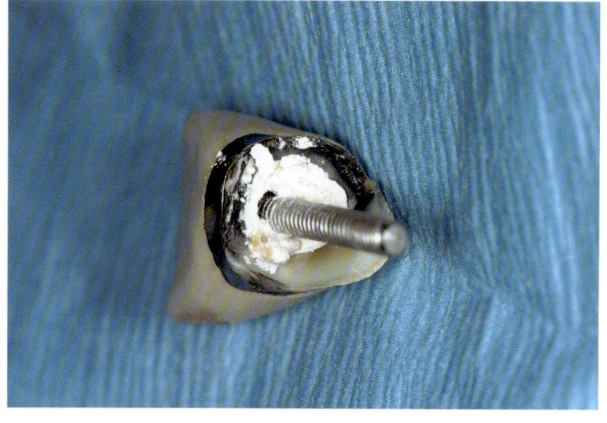

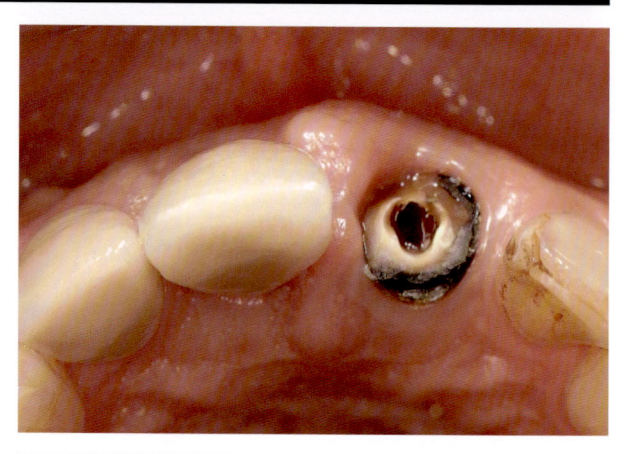

図2-a	図2-b
図2-c	

図2-a〜c　脱離した歯冠補綴物。脱離する以前にセメントによる封鎖が崩壊していることが観察できる。誰にでもわかる脱離が発生するはるか前に、すでにこの補綴物は失敗していたのである。

Ferrariらの実験[4]によると、残存壁がない、いわゆる残根状態の場合、ポストを使用しないと60％、ポストを使用しても20％の確率で脱離が発生している（表4）。すなわち、残存壁数が減少するに従って、補綴物の脱離が多く発生しているのがよくわかる。

補綴物が脱離すると漏洩が発生することは当然であるが、多くの補綴物の失敗は補綴物が外れてしまうはるか以前にすでに発生していることが予想される（図2）。ポストを使用した補綴物のセメント破壊は、残存している

フェルールと言われる部分の歯質の高さに大きく左右されることが報告されており[5,6]、最低でも2mmの高さがあることが必要と考えられている。

4）歯冠長延長術の適応

残存歯質量が限られているときには、歯冠長延長術を行うことでより多くの歯質を歯肉縁上に露出することが可能である。しかし、通法に従って歯冠長延長術を行うことは、該当歯の歯肉縁をより歯根側に移動することだ

歯質が不足しているが、歯冠長延長術を行うには不向きな例（図3-a〜f）

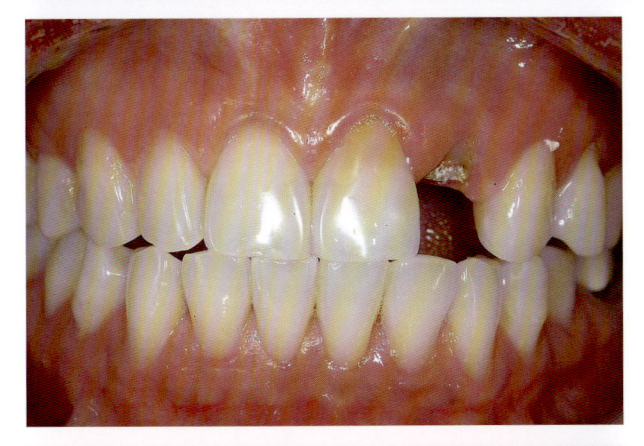

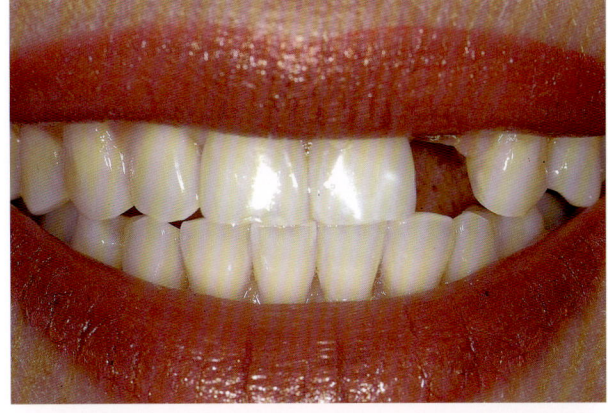

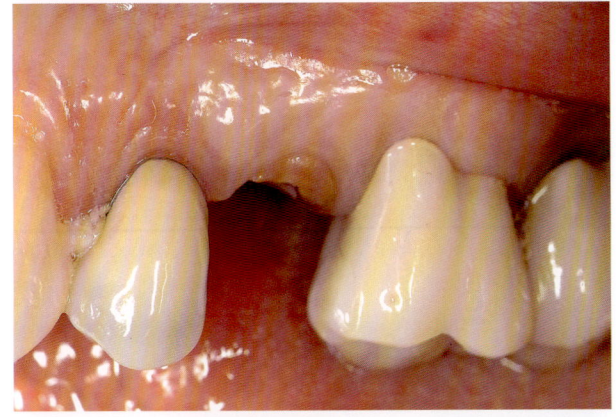

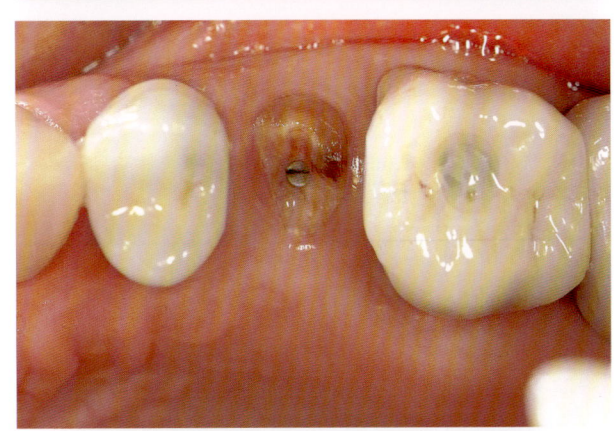

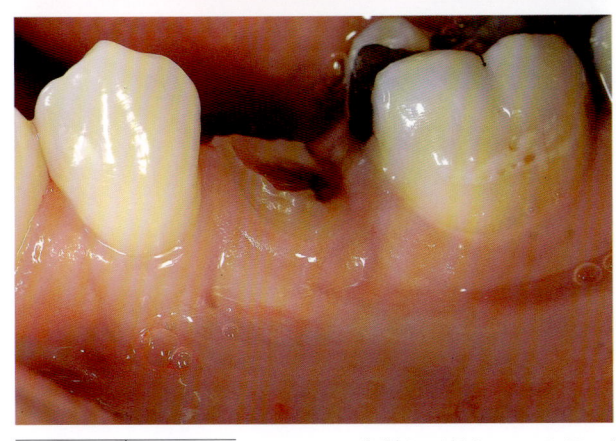

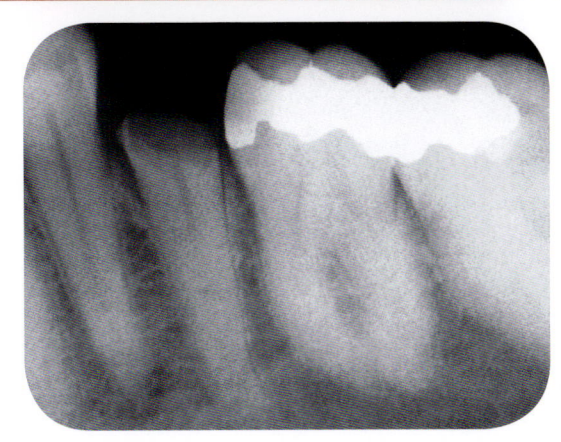

図3-a	図3-b
図3-c	図3-d
図3-e	図3-f

図3-a〜f　歯質が不足しているが、歯冠長延長術を行うには不向きな例。a、b：前歯部の場合、c、d：クラウンのマージンを露出させたくない場合、e、f：歯根を露出させたくない場合。

けでなく、隣接歯の歯質も露出させてしまう。このことが歯冠長延長術の大きな欠点であり、前歯部の審美性が要求される部位や、補綴物のマージンが隣接歯にある場合などは適応することがはばかれることが多い（図3）。最近筆者は、歯冠長延長術に関して、最後臼歯や歯肉縁がCEJより歯冠側にあり、術後に歯根露出する危険性がない症例に限って選択的に行っている（図4）。このような欠点を補う方法として考えられるのが、矯正的挺出を行った後に歯冠長延長術を行う方法であるが、コストや治療期間を考えると、現実的な治療選択肢とはならないことがほとんどであろう。

歯冠長延長術 の適応症例（図4-a、b）

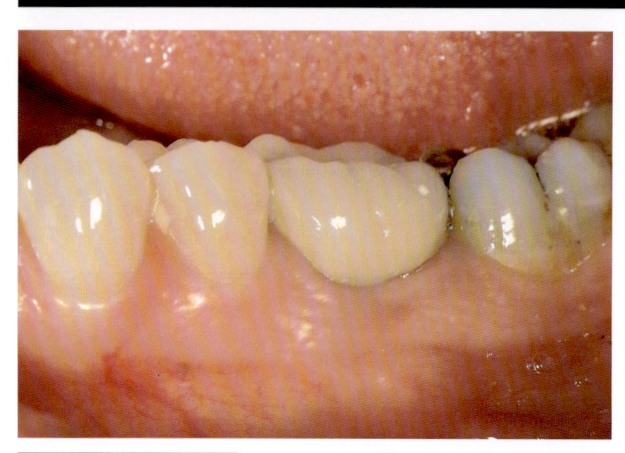

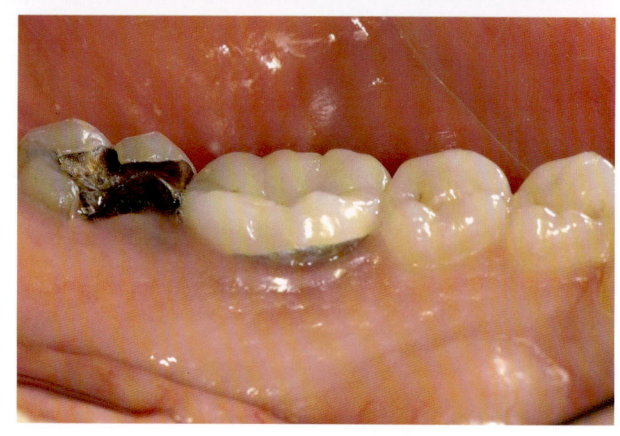

図4-a　図4-b　図4-a、b　歯肉縁がCEJより歯冠側にあり、歯冠長延長術を行っても隣接歯の歯根露出が生じない。このような症例には歯冠長延長術が適している。

大きなう蝕が第二小臼歯に認められる症例（図1）に実際に行った治療（図5-a〜d）

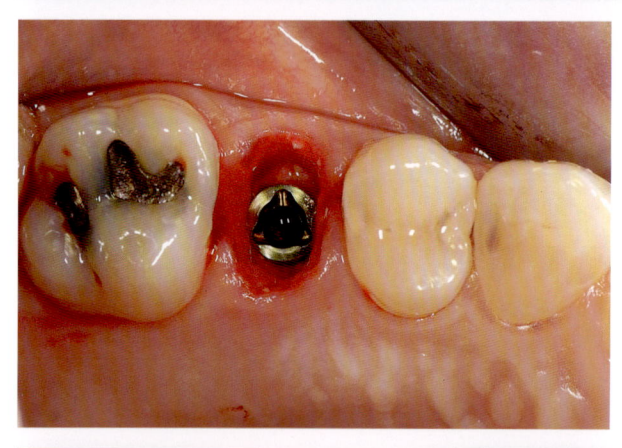

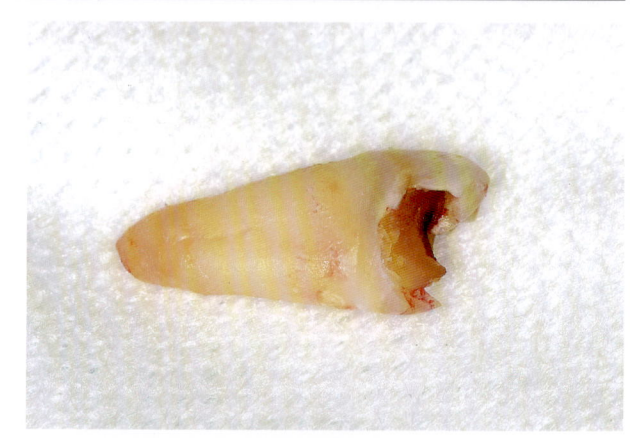

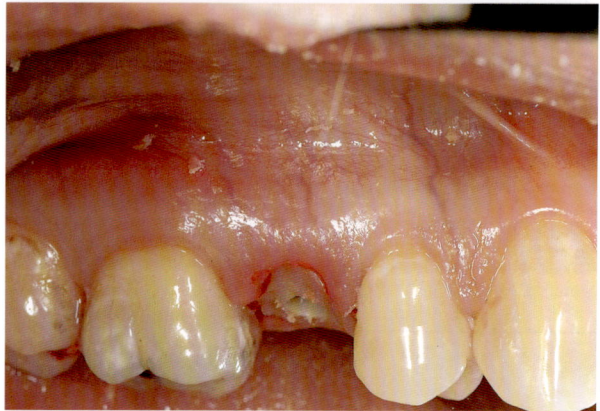

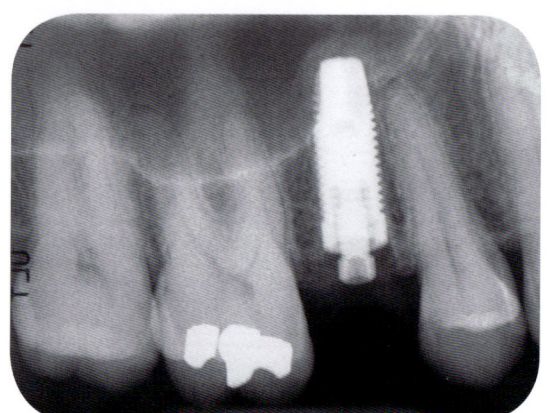

図5-a	図5-b
図5-c	図5-d

図5-a〜d　図1の患者に行った治療。抜歯を行い、インプラントを埋入した。

まとめ

 抜歯か保存かを迷うような歯牙を保存して治療しようとする場合、治療成績が良い可能性が高くなる条件を満たすためには、かなり踏み込んだ処置が必要であることが多いと考えられる。安易に考えて保存治療を行うと、高い確率で治療の失敗が発生する恐れがある。

 特に残存歯質量が少ない歯牙の治療オプションを検討する際には、単に補綴が可能かという視点ではなく、果たして予後が良い可能性の高い補綴物を製作可能とする歯質量を確保できるのかという視点で検討することで、抜歯の基準が変わってくると考えられる。また、これらの残根状態の歯牙を確実に治療することがいかに難しいかを理解することは、状態がよい歯牙を治療するときにも再治療の可能性が最小になるような治療を心がけることにもつながると考えている。当然のことではあるが、予後以外にも以下に挙げるような要因も勘案して、最終的に抜歯、非抜歯を判断することになる。

・年齢
・カリエスリスク、歯周病のリスク
・歯牙の戦略的な重要性
・矯正治療をする価値があるか
・費用の問題

 図1で示した患者の場合、抜歯を行って即日にインプラントを埋入することによる治療を選択した(図5)。経験論で語られがちの抜歯基準ではあるが、今後も新しい情報や技術の進化によって変化していくものと考えている。

参考文献

1. Imura N, Pinheiro ET, Gomes BP, Zaia AA, Ferraz CC, Souza-Filho FJ. The outcome of endodontic treatment: a retrospective study of 2000 cases performed by a specialist. J Endod. 2007 ; 33(11) : 1278-1282.
2. Heling I, Gorfil C, Slutzky H, Kopolovic K, Zalkind M, Slutzky-Goldberg I. Endodontic failure caused by inadequate restorative procedures: review and treatment recommendations. J Prosthet Dent. 2002 ; 87(6) : 674-678.
3. Ray HA, Trope M. Periapical status of endodontically treated teeth in relation to the technical quality of the root filling and the coronal restoration. Int Endod J. 1995 ; 28(1) : 12-18.
4. Ferrari M, Cagidiaco MC, Grandini S, De Sanctis M, Goracci C. Post placement affects survival of endodontically treated premolars. J Dent Res. 2007 ; 86(8) : 729-734.
5. Libman WJ, Nicholls JI. Load fatigue of teeth restored with cast posts and cores and complete crowns. Int J Prosthodont. 1995 ; 8(2) : 155-161.
6. Tan PL, Aquilino SA, Gratton DG, Stanford CM, Tan SC, Johnson WT, Dawson D. In vitro fracture resistance of endodontically treated central incisors with varying ferrule heights and configurations. J Prosthet Dent. 2005 ; 93(4) : 331-336.

微小循環から視た組織治癒反応
Tissue Healing Response from the Microcirculation

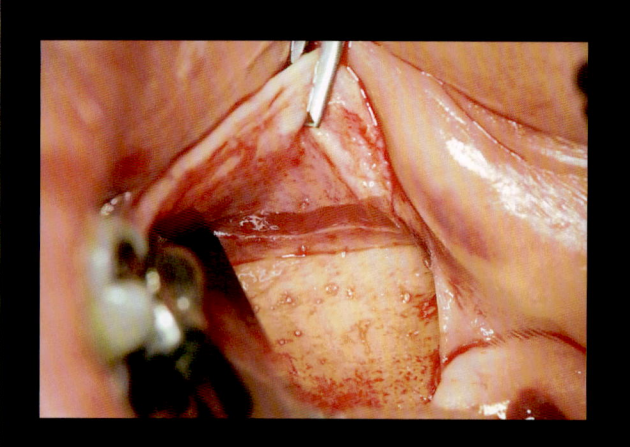

信藤孝博
（医療法人のぶとう歯科医院）

Takahiro Nobuto
(Nobuto Dental Clinic)

はじめに

　歯周組織の微小循環は、大切な機構であるにもかかわらず、歯と骨に囲まれた歯根膜や歯槽骨に付着する骨膜のように解剖学的状況が障害となり、解明しなければならない多くの課題を残している。

　これら微小循環についての知識を加えることによって、血液供給にスポットを当てた「外科術式の評価」、また、口腔疾患に対する「病態の解明」など多くの問題解決に役立てることが可能であり、得られたデータが臨床の場にフィードバックされるものと確信できる。つまり、微小循環を微細血管鋳型[1~4]と走査型電子顕微鏡(SEM)を用いて視覚化することで、組織切片だけでは知りえなかった臨床上のさまざまな疑問に対する解決の糸口が見えてくるのである。

　近年、歯科材料の発達がめまぐるしく、インプラント治療や歯周組織再生療法が飛躍的に発展した。しかしながら、臨床術式を考える際、インプラント体や骨補填材料などの持つ特質だけが一人歩きし、アクティブサイトである生体の基本的反応がおろそかになる傾向が否めない。つまり、治癒のカスケードを微小循環からも理解して日常臨床に応用すれば、治療の本質が見えてくるだけでなく術式のオプションがさらに拡大し、歯科材料に対しても正しい評価を下すのに役立つものと考えられる。

　今回、インプラント治療や歯周外科処置にアクセスフラップとして頻繁に使用する粘膜骨膜弁、いわゆる全層弁に注目し、微小循環からみた、
①粘膜骨膜弁の基本構造
②粘膜骨膜弁を剥離した場合の歯槽骨の変化
③粘膜骨膜弁を剥離した場合の歯根膜の変化
など、治癒にかかわる生物学的原則を踏まえて外科術式を評価し、臨床医に役立つ基礎知識を伝えたい。

図1-a　結合組織乳頭のSEM像。歯肉上皮を剥離すると、結合組織乳頭が観察される。

図1-b　歯肉の上皮下毛細血管のSEM像。結合組織を塩酸により消化すると、ヘアーピンループ状の上皮下毛細血管が観察される。

図2-a　歯槽粘膜上皮下の結合組織SEM像。歯槽粘膜の上皮を剥離すると、乳頭のないフラットな上皮下組織と疎な弾性線維が観察される。

図2-b　歯槽粘膜上皮下毛細血管網のSEM像。結合組織を塩酸により消化すると、フラットな毛細血管網が認められる。

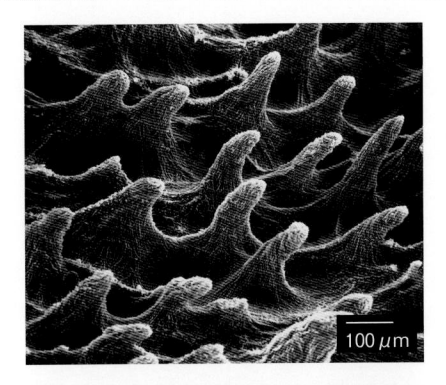

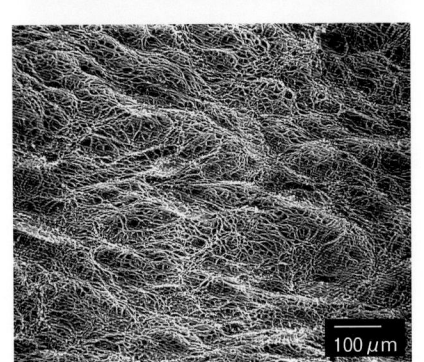

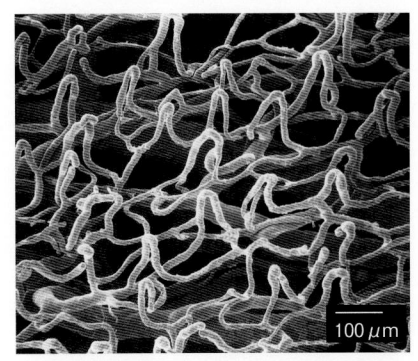

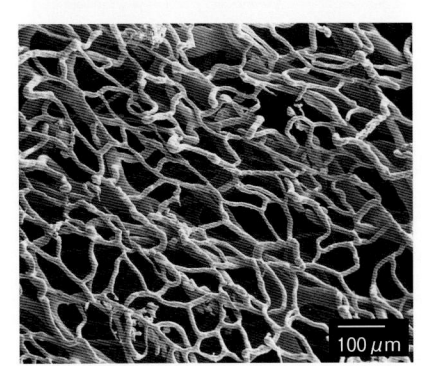

微小循環からみた粘膜骨膜弁の基本構造

　骨膜の持つ血管構築を観察することによって、最小侵襲で減張切開、GBRを成功させることができる。つまり、歯周組織の血管構築を知ることで、効率的で最小侵襲の手術ができ、真のMIが達成されるのである。

　まず、骨膜の血管構築を述べる前に粘膜上皮下の毛細血管構築の形態が角化歯肉と歯槽粘膜でまったく異なることについて言及したい[5]。つまり、血管構築は結合組織の形態を反映し、角化歯肉では上皮下結合組織乳頭の形態と同じループ形態を呈し(図1-a、b)、また乳頭のない歯槽粘膜ではネット状の構築をしている(図2-a、b)。上皮下の血管構築が、分布する組織の特徴を示した形態をするならば、はたしてその深層に位置する骨膜に分布する血管形態にも違いがあるのではないかと考え、著者は上皮下から骨膜に至るまでの微細血管構築を観察した[6]。

　ここで、骨膜という組織を簡単に説明すると、骨膜は線維層と細胞層から構成され、骨の吸収・形成などの作用に大きく関与した組織であることは言うまでもない。身近なところで言うと、骨折の際のカルス形成(骨折を骨の皮質側から治そうとする作用)、また歯肉弁を剥離した場合にみられる歯槽骨の吸収・形成など、損傷を加えられることによって、強い骨形成能を示す振り子のような組織である[7,8]。減張切開の際はこの膜、つまり、骨膜を構成する細胞層と線維層さえ切れば、ほとんどの場合に目的が達成される。したがって、多くの場合、疎性結合組織にまで不用意にメスを入れて粘膜下組織中に存在する血管を切断し、腫脹や皮下血腫形成などの不必要な偶発症を起こさせる必要がないのである。ここで、歯周組織と血管構築についての位置関係を減張切開という一つの術式に着目して、理解を深めてみたい。

　まず、組織標本を観察してみよう。この標本で黒くラベルされているのは血管で、墨汁を注入することによって組織内の血管が描出されている(図3-a)。術者が減張切開のメスを入れる部分、いわゆる歯肉歯槽粘膜境(MGJ)よりやや根尖側の部分を拡大すると、骨表面の骨膜の中に分布する細い血管と、骨膜上の疎性結合組織中に位置する比較的太い血管の層が存在することがわかる(図3-b)。

　つまり、術者が切開する約200μmの幅の骨膜の中には、

シンポジウム1

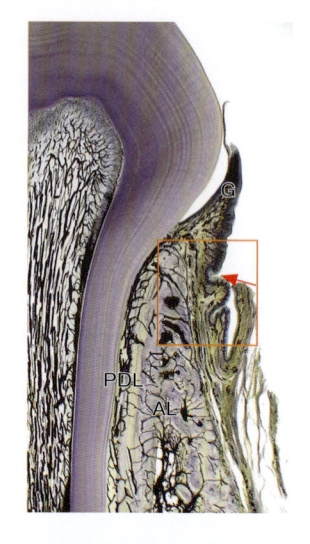

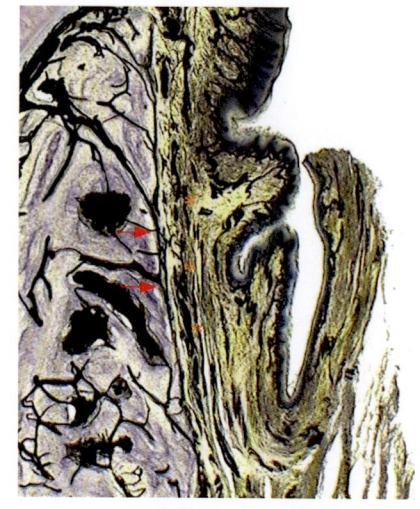

図3-a　血管に墨汁を注入して得られた歯周組織標本。G：歯肉、AL：歯槽骨、PDL：歯根膜、→：歯肉歯槽粘膜境（ヘマトキシリン染色）。

図3-b　図3-aの□部分拡大像。骨膜に分布する細い血管網（→）の上に、比較的太い血管網（＊）が位置することがわかる。

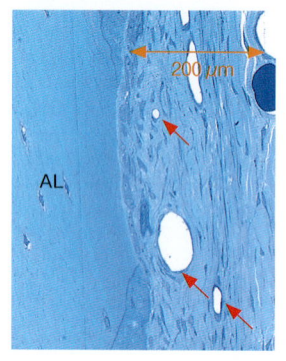

図4-a　骨膜の組織標本。骨膜の細胞層、線維層の幅は約200μmで、毛細血管（→）が認められる。AL：歯槽骨（トルイジンブルー染色）。

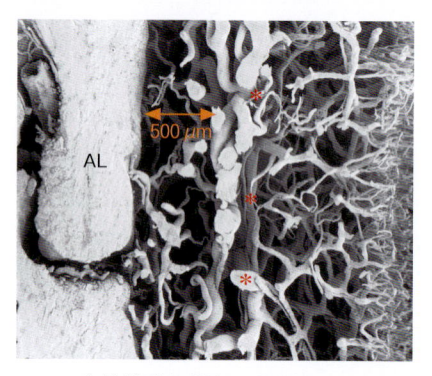

図4-b　歯槽粘膜部微細血管鋳型の断面を示すSEM像。総頚動脈よりアクリル樹脂を注入し、軟組織を除去した歯槽粘膜部の血管の立体構築が観察される。骨膜の毛細血管網の約500μm上方に小動静脈層が認められる。AL：歯槽骨、＊：骨膜上小動静脈血管層。

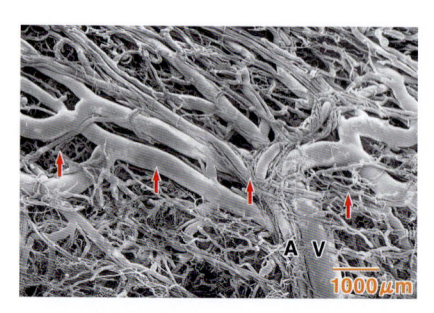

図5　粘膜下組織中には100～800μm程度の太さの動静脈が骨膜上に位置している。A：動脈、V：静脈、→は歯肉歯槽粘膜境を示す。

線維層中に直径10～50μm程度の毛細血管が存在し、切開しても出血がわずかであることがわかる（図4-a）。

ここで、血管の位置関係を立体的に把握するために低粘度アクリル樹脂を血管の中に注入し、樹脂が固まったのちに軟組織（タンパク成分）を化学的に溶かして、骨と血管鋳型だけにした標本をSEMで観察してみよう[3,4]。まず、歯肉に分布する血管網の断面を観察すると、骨表面から約500μm（0.5mm）のところに比較的太い血管層が見られる（図4-b）。一方、歯肉歯槽粘膜に分布する血管を表面からピンセットで除去していくと、骨膜上の疎性結合組織中に直径100μmから800μm程度の小動静脈が存在することがわかる（図5）。つまり、この小動静脈まで切断すると出血が長く続き、皮下血腫形成や腫脹の原因となるのである。この小動脈までの距離が約500μm（0.5mm）であり、わずか200μm程度の骨膜を切開するのに深くメスを入れればそれだけ副作用としての腫脹や皮下出血の原因となることがわかる。

このことをさらによく理解するために、術者が減張切開するときと同じ状況、つまり裏側から骨膜血管網を観察してみよう。図6-aは骨を溶かして骨側から観察した血管網で、粘膜骨膜弁の裏側にある骨膜の中に存在する毛細血管網が現れている。粘膜骨膜弁をピンセットでぴんと張って、新しいメスで切開を加えるのはわずかにこの毛細血管網（図6-b）にとどめておき、さらに深くメスを進めると、図5で示した粘膜下組織中の小動静脈まで切断してしまうことになる（図7-a、b）。

一般的に、血管も神経も生体の深部に行けば行くほど大事な太い部分に当たる。つまり、生体の防御機構とし

図6-a　骨を塩酸により除去し、全層弁の血管を裏側、つまり剥離された場合の骨膜側から見た血管網。歯肉の血管網（G）は比較的粗い血管網で、減張切開（赤いライン）を加える歯肉歯槽粘膜部の骨膜血管網（MU）は目の細かい血管網である。＊：歯肉歯槽粘膜境。

図6-b　図6-aの□部分の拡大像。骨膜血管網は10〜50μm程度の静脈性毛細血管（CA）により構成されている。A：細動脈、V：細静脈。

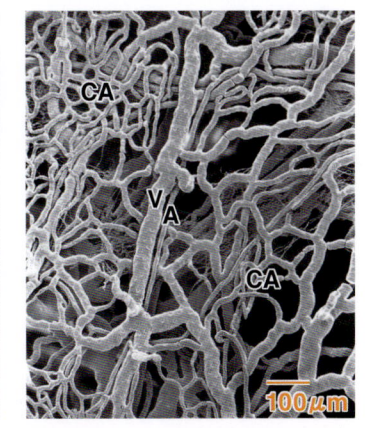

図7-a　新しいメスに代え、ぴんと張った粘膜骨膜弁に減張切開を加える。

図7-b　500μm程度の深さで切開を加えると、ほとんど出血なく骨膜減張ができる。

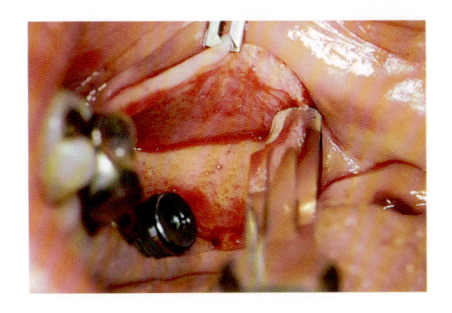

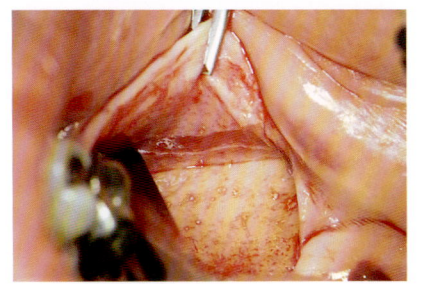

て根幹にかかわる部分は大事に中にしまっておくのである。術者は、臨床センスとして、減張切開が弁のもっとも深部に位置する骨膜からメスを入れる術式であることを忘れてはいけない。メスを深く入れすぎると最深部粘膜下組織に到達し、中に含まれている血管網を切断してしまう。真のMIを考慮するならば、このような血管構築を理解し、可能な限り500μm程度の骨膜のみの切開にとどめ、粘膜骨膜弁に対する損傷を最小限にとどめるべきである。

【臨床ポイント】
・100〜800μm程度の小動静脈が骨膜の毛細血管網の上に位置している。
・少し切開するだけで、本来深い位置にある小動静脈を切断することになる。
・MIを考慮するならば、500μm程度の切開にとどめ、骨膜のみを切断する。

粘膜骨膜弁を剥離した場合の歯槽骨の変化

粘膜骨膜弁は、歯周外科、インプラント手術のみならず抜歯をはじめ多くの口腔外科術式に臨床医がもっともよく用いるアクセスフラップである。しかしながら、剥離後の治癒のシークエンスに関して、ティッシュマネージメントを考えるうえで非常に重要であるにもかかわらず、骨膜や骨表面の変化を微小循環という観点からみた報告は非常に少ない。今回、著者が2005年に報告した基礎データ[7,8]をもとに、微小循環と骨の吸収・形成について考察を進める。

図8は実験に用いたビーグル犬の歯肉を粘膜骨膜弁で剥離した状態を示したもので、弁を開いて閉じるだけという単純な実験を行った。対照側骨膜の血管網を骨側から観察すると、MGJを境に血管の分布密度が異なることが見てとれる（図9）。つまり、粘膜骨膜である歯肉骨膜の血管網は粗く、粘膜下組織を有する歯槽粘膜部分の骨膜では密な網目形態を呈している。このことは、粘膜下組織を有しない付着歯肉のシャーピー線維が、多くの骨面と強固に付着して不動の組織であることを物語るものであり、両者の骨形成能にも違いがあるのではないかと推察される。一方、これら骨膜に分布する毛細血管の超微形態を透過型電子顕微鏡（TEM）で観察すると、その血管壁は物質透過のほとんど見られない閉じた毛細血管でゴムホースのように単純なチューブ形態をしている

シンポジウム1

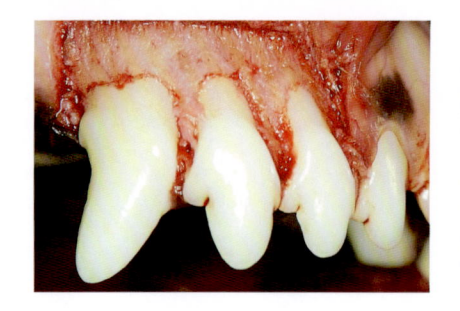

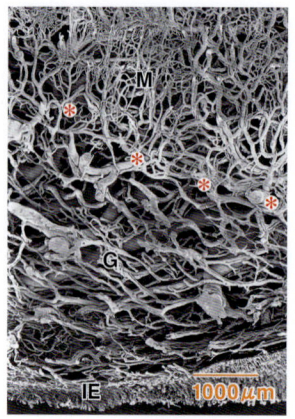

図8 ビーグル犬の歯肉を粘膜骨膜弁で剥離し、剥離後の治癒過程を骨側から観察した。すなわち、剥離された弁の骨側から見た骨膜血管網の形態変化と、歯槽骨表面の骨吸収と形成を観察した。

図9 歯肉歯槽粘膜境(＊)を境とし、歯槽粘膜(M)と歯肉(G)の骨膜に分布する血管網の密度に差があることがわかる。

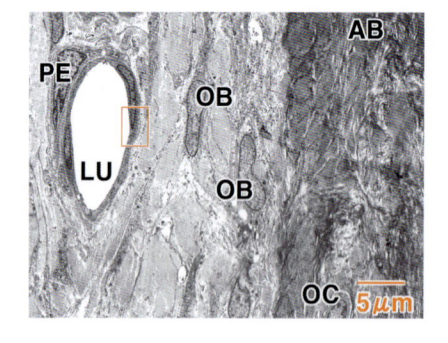

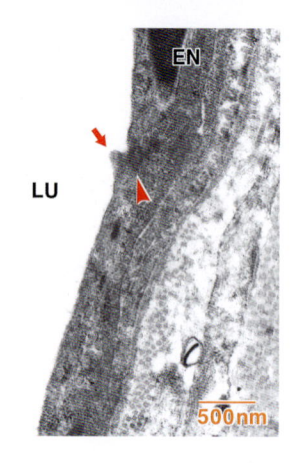

図10-a 正常骨膜のTEM像。歯槽骨(AB)表面に、骨膜を構成する骨芽細胞(OB)の直上の線維層に骨膜の毛細血管(LU)が認められる。PE：周皮細胞。

図10-b 毛細血管(LU)の□部分の拡大像。血管内皮には透過経路は認められない。内皮細胞間の結合部は、電子密度の高い硬い結合(▶)が認められ、非常に透過度が低いことがわかる。LU：管腔、EN：内皮細胞、→：辺縁ヒダ。

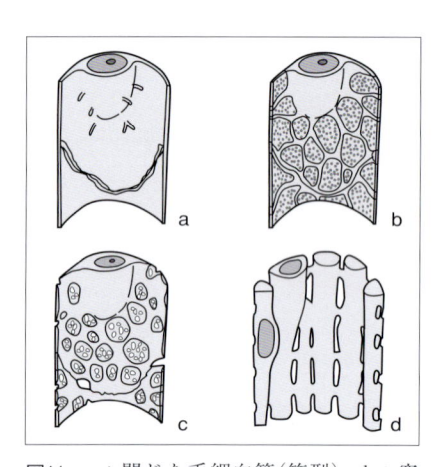

図11 a：閉じた毛細血管(筋型)、b：窓あき毛細血管(腎糸球体)、c：肝の洞用毛細血管、d：脾洞。正常骨膜に分布する血管は、透過構造をほとんど持たない閉じた毛細血管であることがわかる。(文献9より引用・改変)

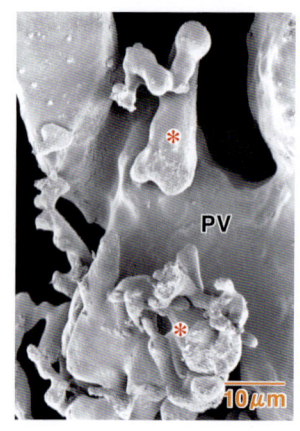

図12-a 図12-bの□部分の拡大像。既存血管壁(PV)から新生血管芽(＊)が認められる。

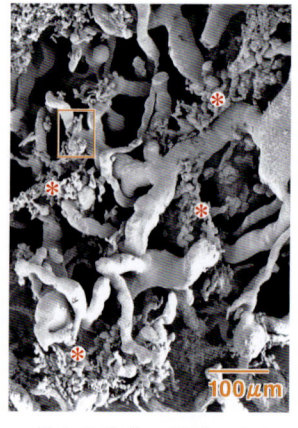

図12-b 新生血管芽の連続により、ボコボコとした新生血管網(血管樹)の形成が認められる。

(図10-a、b)。つまり、骨膜に分布する血管は骨膜細胞に対し物質透過性が低く、骨膜の細胞活性が低いことが理解できる(図11)[9]。次に、このような血管構築や血管内皮の超微構造が損傷を加えられたとき、どのように変化していくのか述べていく。

粘膜骨膜弁を剥離すると、術後3日あたりから血管の芽が既存の血管壁から出てくる(図12-a)。この血管芽は、おもにフィブリン網の中に侵入し、ボコボコとした洞窟状の血管を形成する(図12-b)。また、同時に既存の血管も分割していき、創傷部への血液供給に必要な血管新生

図13 血管新生は、既存血管壁から新生血管芽が伸び出る発芽型、既存血管の内腔が内皮細胞により区切られる隔壁形成型、血管内皮が嵌入することによって血管が分割する嵌入型など、主にこれらのタイプにより血管新生が起こる。(文献10より引用・改変)

図14 術後5日骨膜血管網。既存血管周囲に洞様新生血管が認められる。

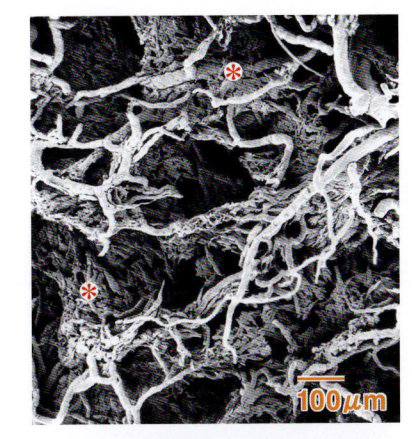

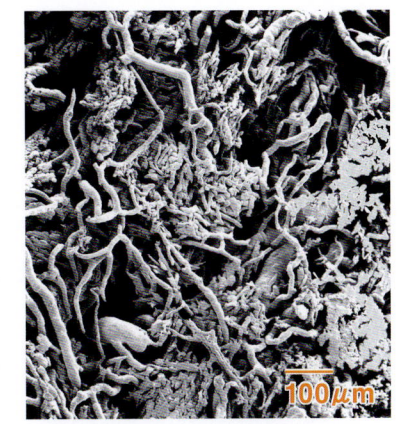

図15 術後7日の骨膜血管網。洞様新生血管が連続性を増していることがわかる。

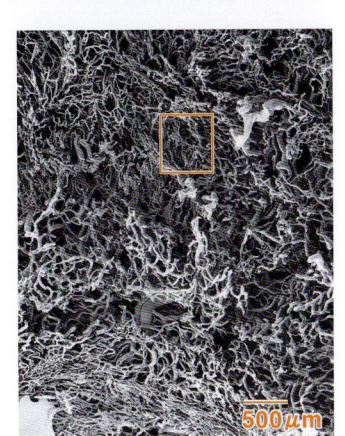

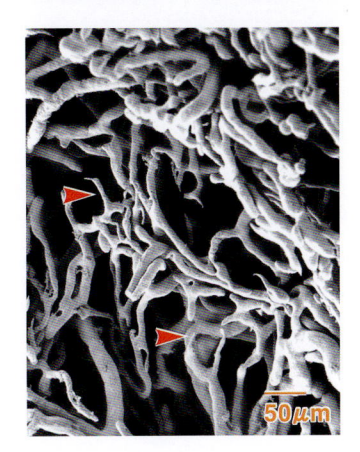

図16-a 術後3週の骨膜血管網。大量に形成された新生血管の消失に伴い、血管数が少しずつ減少していく。

図16-b 図16-aの□部分の拡大像。新生血管は扁平化し、(▶)のように徐々に断裂するようにして消失していく。

が進行していく(図13)[10]。術後5日では縦横無尽に交通する洞窟のような新生血管も、術後7日くらいになるとスムーズなチューブ形態をとり、創傷治癒に必要な血液が供給され、活発な治癒機転が認められるようになる(図14、15)。このように、新生血管によって数を増した骨膜の血管網も、術後3週くらいを境とし、今度は減数に転じていく。つまり、傷口はいつまでも赤いのではなく、日を追うごとに基質形成が進み、用のなくなった血管はアポトーシスによって消失していくのである(図16-a、b)。

一方、話を骨膜の血管と骨の吸収・形成に戻すと、粘膜骨膜を歯槽骨から剥離することにより、術後1週の骨表面では破骨細胞による活発な骨吸収が起こっている。この破骨細胞周囲の血管の透過形態を見てみると、血管内皮には多くの窓が存在し、破骨細胞に対し多くのエネルギーを供給していることが理解できる(図17-a、b)。つまり、血管周辺の細胞である破骨細胞に対し多くの血漿成分を供給するため、毛細血管は閉じられた形態から窓のある形態に変化している。さらに、術後2週になる

シンポジウム 1

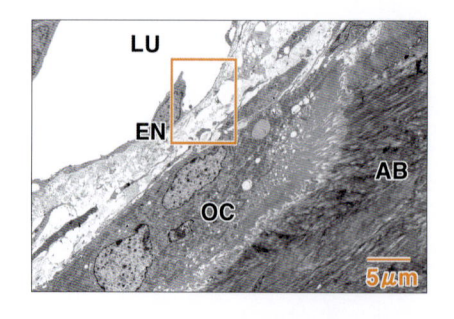

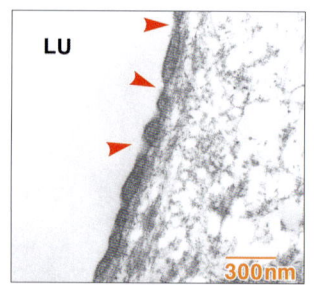

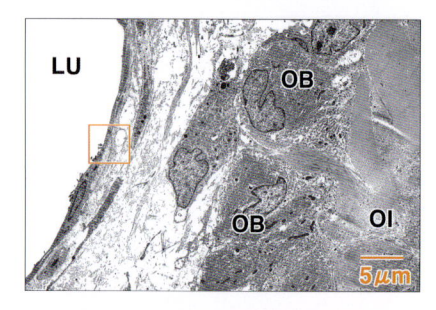

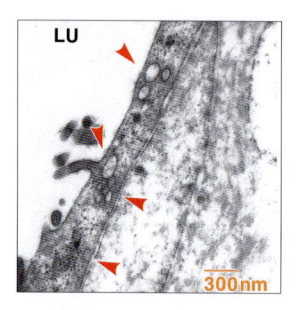

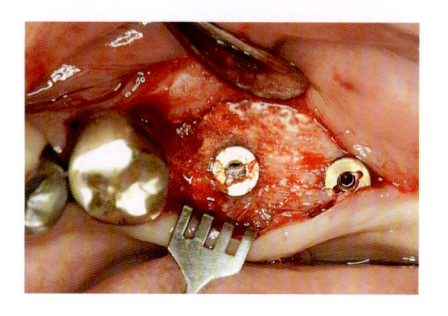

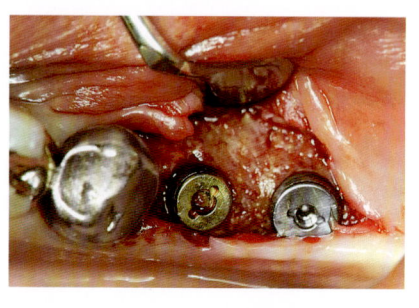

図17-a | 図17-b

図17-a　術後1週のTEM像。破骨細胞（OC）に近接する新生血管内皮（EN）は非常に薄い。LU：管腔、AB：歯槽骨。

図17-b　図17-aの□部分拡大像。薄い血管内皮には多くの窓（▶）が認められ、高い物質透過性が認められる。LU：管腔側。

図18-a | 図18-b

図18-a　術後2週のTEM像。骨芽細胞が活発な骨形成を行っている。骨芽細胞に近接する新生血管（LU）の内皮は比較的薄い。OB：骨芽細胞、OI：類骨。

図18-b　図18-aの□部分拡大像。（▶）のように透過度の高いVVO形態が認められる。

図19-a | 図19-b

図19-a　インプラント埋入とGBRを同時に行ったのち、良好な骨形成が認められる。

図19-b　GBR後、縫合部が裂開したため骨形成が不良となった。

と、骨表面は破骨から骨形成のステージに転換し、類骨形成を行う骨芽細胞に多くのエネルギーを供給するために、毛細血管壁は数多くの血漿成分放出のチャンネルを有するVVO（vesiculo-vacuolar organelle）形態[11]を取ることがわかる（図18-a、b）。つまり、骨の吸収と形成というリモデリング過程には、骨膜血管網からの多くの血漿循環が破骨細胞を含めた骨原性細胞の活動に必要であることがわかる。

　Simionらも、rhPDGF-BBと異種骨を用いてGBRを行った研究で、膜を用いない場合にもっとも良好な骨形成を認め、骨膜からの血液供給や血漿循環が骨形成に大きく作用すると報告している[12]。多くの臨床医は、縫合部の裂開などにより骨膜からの血漿循環を十分に利用できず、GBR後の骨形成が不良となることを経験している。つまり、GBRのようなたとえ外側性の骨形成であろうとも、骨膜血管からの血漿循環の利用が骨形成には必要であり、形成された骨質の良否を左右する一つの重要な因子と考えられる（図19-a、b）。

【臨床ポイント】

・GBRのバリアメンブレンを透過して起こる骨膜からの血漿循環を利用することが、健全な骨形成のキーポイントになる。

・バリアメンブレンは血漿循環を妨げるものであってはいけない。

粘膜骨膜弁を剥離した場合の歯根膜の変化

　今日の歯科治療のニーズとしてインプラント治療の発展は目覚ましく、多くの臨床的手法が開発・研究されてきた。その中で、治療期間の短縮や、唇側歯槽骨が保存できるとの考えで抜歯後即時インプラント埋入が注目されてきた。しかし、その後の研究により抜歯後即時埋入が唇側歯槽骨の保存につながらず、逆に歯槽堤の形態コントロールが困難であることが明らかとなってきた。また、成熟した骨質へのインプラント埋入においても、前歯部インプラントに関しては絶えず歯肉退縮、唇側歯槽

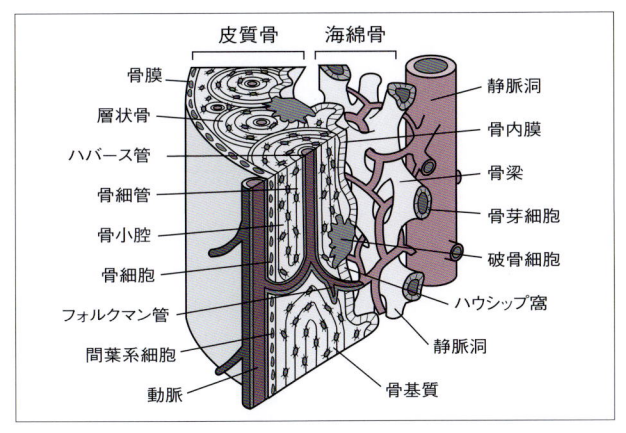

図20 骨は血管の豊富な組織であり、骨髄側において常に形成と吸収を繰り返している。生体がカルシウム不足にならないように、骨吸収によりカルシウムを血液中に放出する。リモデリングはその一環として起こる現象である。（文献14より引用・改変）

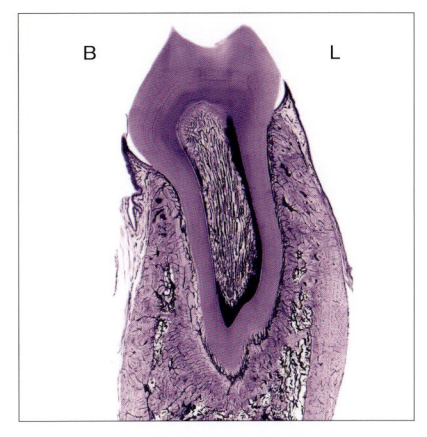

図21 雑種成犬の下顎小臼歯部歯周組織の墨汁注入組織標本。歯槽骨は歯冠側ほど薄く骨髄成分が乏しいことがわかる。薄い皮質骨では骨膜血管網と歯根膜血管網がフォルクマン管を通して直接交通している。B：頬側、L：舌側（ヘマトキシリン染色）。

骨の吸収など審美的・機能的問題を多くの臨床医が経験している。こうした臨床手技において唇側の骨をどの程度残せば、また作り上げれば臨床的に予知性の高い結果が得られるのか興味深いところである。今回、唇側歯槽骨の幅を検証する目的で、2003年に筆者らが報告した粘膜骨膜弁を剥離した場合の歯根膜、および歯槽骨の変化を通して、本来歯槽骨が持つ構造特性を、微小循環の側面から考察する[13]。

1）骨の基本構造

　骨の基本的役割は骨格を形作るだけでなく、生体のカルシウム貯蔵庫として機能していることを忘れてはならない。すなわち、血中のカルシウム濃度は厳密に保たれ、①神経伝達、②筋肉の運動、③消化、④創傷治癒など生命維持に非常に重要な営みにかかわっている。つまり、骨のリモデリングとは血中のカルシウム濃度調節の一環として行われる現象で、その濃度調節は大変厳密なものであることが知られている[14]。そのため、骨は豊富な微小循環系を有し、絶えず骨の吸収と添加が繰り返されている。とりわけ、骨髄側、ハバース管、フォルクマン管を裏装する内骨膜周囲において、破骨細胞と骨芽細胞により絶えずリモデリングが繰り返されている。まず骨の構造であるが、表層から、①外骨膜、②皮質骨、③骨髄（内骨膜により裏装）という基本構造をとる。そして、これらの組織は微小循環系を有し、骨の骨髄側で吸収・添加が繰り返され、血中のカルシウム濃度を厳密に調節している（図20）。

2）歯槽骨の基本構造

　歯槽骨の役割として重要なことは、歯を釘植すること、つまり、歯根膜を介して歯根と結合し、歯を支持することにある。一般的な長管骨の構造と異なり、歯槽骨には骨髄成分が少なくとりわけ唇・頬側歯槽骨壁は皮質骨のみで非常に薄いことが知られている。このことを骨構造から考えてみると、粘膜骨膜である歯肉と皮質骨からのみ構成されているように見える。しかしながら、ここに歯根膜を加えてみればどうであろう、3つの基本構造が成り立つではないか。つまり、

①外骨膜である粘膜骨膜（歯肉）
②皮質骨である歯槽骨
③骨髄とも考えられる歯根膜

となり、とりわけ歯槽窩壁を裏装する骨原性細胞を内骨膜の細胞と見立てることができる。このことからも、これら3つの成分がそろって一つの骨構造ということができ、皮質骨の性状が強い唇・頬側歯槽骨ひとつをとって、骨の構成要素を満たしているとはいえない。

　図21は血管内に墨汁を注入して歯周組織の微小循環を描出した組織像で、下顎小臼歯の頬舌的断面を示している。歯槽骨は歯冠側に近づくほど薄くなり、骨髄成分が乏しいため粘膜骨膜に分布する血管網と歯根膜に分布する血管網がフォルクマン管という骨表面に対し、垂直的に走行する管を通じて直接交通している。しかしながら、根尖側方向には骨の厚みとともに骨髄があり、骨膜、皮質骨、骨髄という循環経路が構成されている。

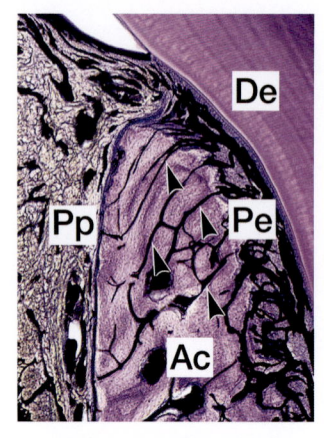

図22-a 墨汁注入組織標本。(▶のようにいたるところで骨膜血管網(Pp)と歯根膜血管網(Pe)が交通している。Ac：歯槽骨、De：歯根(ヘマトキシリン染色)。

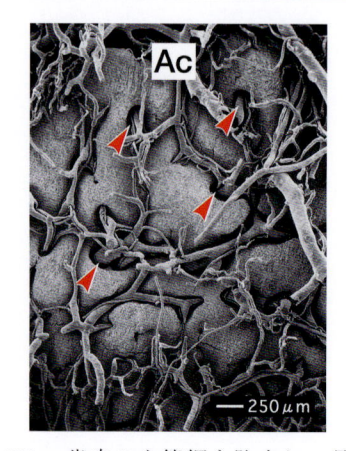

図22-b 歯肉の血管網を除去し、骨膜血管網を示したSEM像。歯槽骨Acに(▶)のようにフォルクマン管の開口部が認められ、血管が通過している。Ac：歯槽頂。

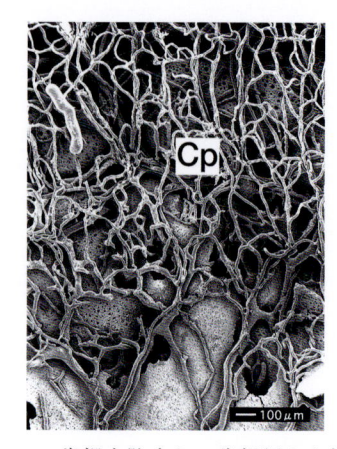

図22-c 歯根を除去し、歯根側から観察した歯根膜血管網(Cp)のSEM像。歯槽窩壁にも多くのフォルクマン管の開口部が認められ、骨膜血管網と交通していることがわかる。

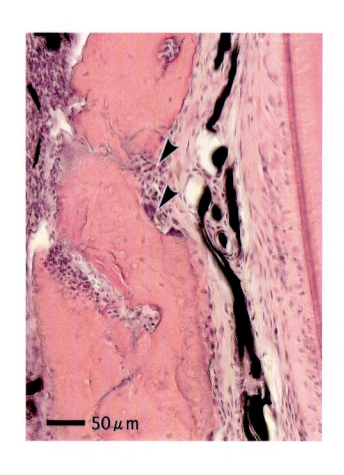

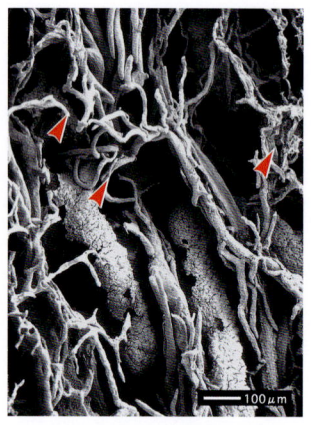

図23-a｜図23-b

図23-a 術後5日の墨汁注入組織所見。歯槽窩壁では(▶)のように歯骨細胞による骨吸収がすでに開始している(H-E染色)。

図23-b 歯根を除去し、歯根側から観察した歯根膜血管網のSEM像。歯槽窩壁には血管新生とハウシップ窩の形成による虫喰い状の骨吸収が認められる。▶：血管新生の開始に伴い、形態変化している。

外科処置後の治癒に伴う歯槽骨、歯槽窩の形態変化

　私たちが臨床の場でアクセスフラップとしてもっともよく使用する粘膜骨膜弁を用いてフラップ手術を行った場合、術後に思わぬ歯の動揺を経験する臨床医も少なくない。この現象を著者は微小循環の視点から2003年に報告した[13]。その中で、粘膜骨膜弁を剥離することによって歯肉と歯根膜との循環路が断たれ、歯根膜組織が組織低酸素状態に陥ることが明らかになった。つまり、この組織低酸素がトリガーとなり、歯根膜腔に血管新生と骨吸収が起こり、歯根膜空隙の拡大とともに歯の術後動揺が起こる一因となりうると報告した(図22-a～c)。このような現象を詳細に述べると、粘膜骨膜弁を剥離後5日で、すでに歯根膜血管網の血管新生と歯槽窩壁の骨吸収が起こり(図23-a、b)、術後1週になるとさらに顕著な血管新生と骨吸収が認められ、歯根膜腔隙はさらに拡大していった(図24-a～c)。図25の正常歯根膜血管網と比較すると、歯槽窩壁とセメント質に栄養供給を行う本来2層構造の血管網が、血管新生と骨吸収により著しく変化していることが理解できる。また、類似した変化として、長管骨においても骨膜や皮質骨に損傷が起きれば、骨髄側から活性が高まり、治癒を促進しようとする作用、つまりFrostらのいうRegional Accelaratory Phenomenon(RAP)という現象が生じる[15,16]。さらに、Yaffeらもラジオアイソトープを用いた研究の中で、フラップ手術後に歯根膜にRAPと同じ現象が生じていると報告している[17]。このように、粘膜骨膜弁の剥離後に生じる治癒のカスケードが、多くの臨床医の経験する歯の術後動揺を引き起こす要因と考えられる。

　一方、抜歯後の治癒過程を微小循環から捉えると、歯を抜くことにより歯根膜血管網に損傷が生じ、抜歯窩が

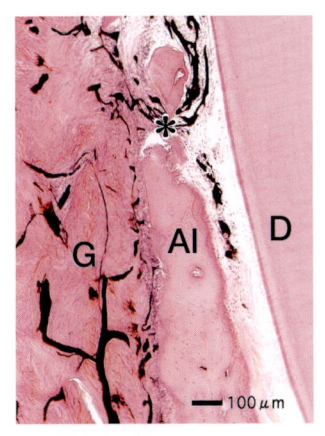

図24-a　術後1週の墨汁注入組織所見。歯槽骨(Al)に骨吸収が認められ、骨膜血管網と歯根膜血管網が交通している(*)。G：歯肉、Al：歯槽骨、D：歯根(H-E染色)。

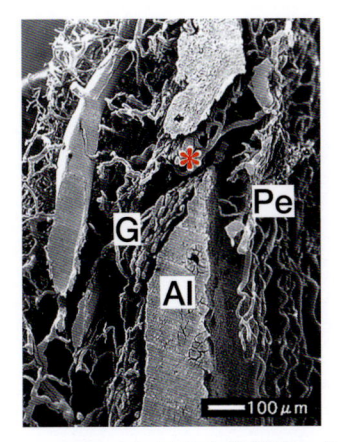

図24-b　図24-aと同じ血管鋳型の断面SEM像。吸収した歯槽骨(Al)を通じて、形態不整の新生血管によって歯肉血管網(G)と歯根膜血管網(Pe)が交通している(*)。

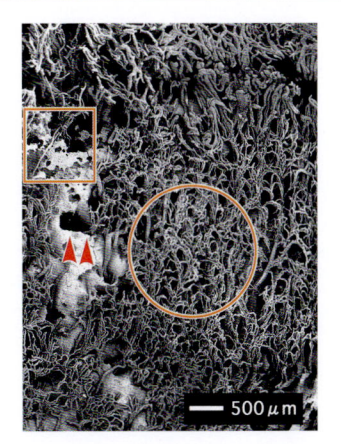

図24-c　術後1週の歯根側から観察した歯根膜血管網のSEM像。○部分のように歯根膜血管網が血管新生により数を増し、形態も複雑化している。また、□部分や(▶)で示す部分のように、著しい骨吸収が認められる。

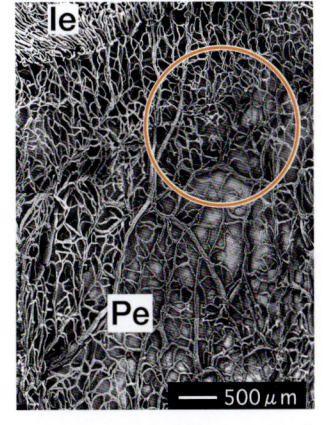

図25　正常歯根膜血管網のSEM像。歯根膜血管網(Pe)は2層構造を示し、歯槽窩壁も平坦で骨吸収は認められない。

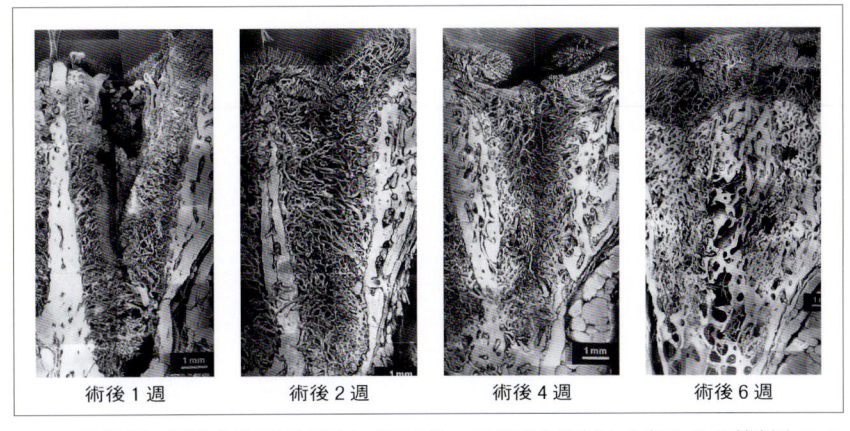

図26　抜歯創の近遠心的断面を示すSEM像。歯根膜血管網から起こる血管新生により、血餅内に微小循環が確立する。術後2週、4週の所見からもわかるように、微小循環の確立後に歯槽窩壁から徐々に骨形成が開始する。術後6週になると、歯槽の槽間部分もリモデリングにより骨髄構造に変化している。(文献19より引用。島田純治先生のご好意による)

血餅で満たされ、微小循環の確立とともに、骨形成が進行することが明らかになっている[18,19]。抜歯後の治癒を微小循環から観察した島田の報告[19]によると、抜歯後の歯槽窩壁からの血管新生の確立とともに硬組織形成が進行し、形成された骨のリモデリングが進行するとともに、抜歯窩の固有歯槽骨も骨髄部分に変化していくことが明らかとなった(図26)。つまり、固有歯槽骨もリモデリングに従い骨髄の小柱管構造に変化していくのである。島田の報告では、近遠心的断面像の観察であるため唇・頬側の骨吸収は観察されていないが、抜歯後のリモデリングにより骨髄成分を含む部分まで、唇・頬側骨が吸収することは明らかである。さらに、Nevinsら[20]、AraújoとLindhe[21]も、抜歯後唇・頬側骨の骨吸収により骨幅が減少することを報告している。つまり、抜歯により粘膜骨膜である歯肉の血管網と歯根膜血管網の循環が断たれ、薄い歯槽骨は吸収し循環路を有する部分、言い換えれば厚く骨髄を有する部分まで治癒後のリモデリングにより吸収してしまうのである。ここで、下顎骨のCT像を見ると、有歯顎部分の顎骨の形態と反対側の無歯顎部分とでは断面像がまったく異なり、歯を失うと歯槽骨の吸収とともに本来の長管骨の形態に回帰していくことがわかる(図27)。

では、抜歯と同時にインプラントを埋入するとどうであろうか。抜歯即時埋入は、治療期間の短縮や、乳頭形態の維持などのメリットがあるものの、歯周組織のタイプにより術後の歯槽堤の形態が予測しにくいデメリット

シンポジウム 1

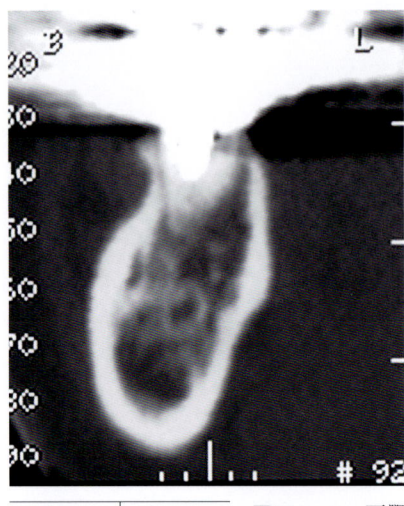

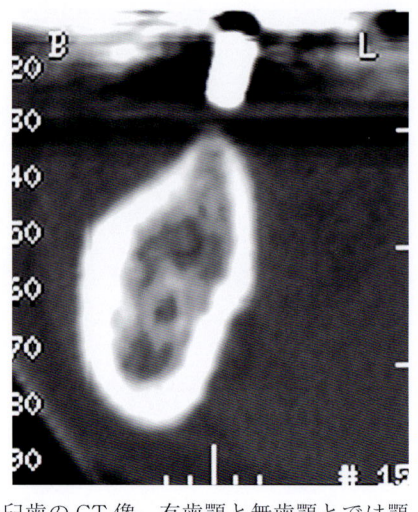

図27-a | 図27-b　図27-a、b　下顎小臼歯のCT像。有歯顎と無歯顎とでは顎骨の形態がまったく異なる。無歯顎になると、下顎骨は歯槽骨の吸収に伴い本来の長管骨の持つ構造形態に回帰する。

図28　歯根膜は歯周組織の骨髄に相当する部分であり、抜歯をして同時にインプラントを埋入した場合、唇・頬側歯槽骨は骨髄を失うことになる。循環系を失った薄い歯槽骨は、血液循環が可能となる骨髄を有する厚い骨質までリモデリング過程で吸収する。

がある。抜歯即時インプラントのデメリットが強調された報告として、Araújoらは、抜歯後即時インプラント埋入をすることにより、唇側歯槽骨が吸収し、歯肉退縮を引き起こす可能性があると述べている[22]。しかしながら、実験方法として、歯肉弁を剥離して抜歯を行い、インプラント埋入した場合、歯槽骨の微小循環が破壊され、骨髄成分の少ない皮質骨は血液供給がなくなり、血液循環が得られる骨髄を有する厚い骨質の部分まで吸収する。つまり、束状骨という歯根膜線維が挿入された骨がその機能を失うことにより消失するだけでなく、循環路を失い血液供給が断たれた部分が吸収すると考えるほうがより生理的と考えられる。

ここで、インプラント周囲組織に目を移してみよう。インプラントの唇側に存在する薄い皮質骨を、歯槽骨と同じように見立てることが可能であろうか。そこには大きな違いがある。前述したように、歯がある場合は薄い歯槽骨にも骨髄とも言える歯根膜があるが、インプラントの唇側に存在する薄い皮質骨は、単に骨構成要素の一つである皮質骨でしかなく、リモデリングという骨の重要な恒常的働きの際に消失の一途をたどると考えられる（図28）。一般的に、リモデリングは骨髄の内骨膜部分で多くは営まれる現象であり、成体には外骨膜、皮質骨、骨髄、内骨膜という骨の構造形態がやはり必要と言える。また、生体の細胞とその最小単位は発生学的に決定

されており、組織や細胞に酸素を供給する赤血球は7〜8μm、それを抹消に供給する毛細血管は細いところでも9〜12μm程度で血球が通過できるようになっており、血液と細胞・組織が物質交換を行って生命を維持している。このようなことからも、組織の持つ構造形態から勘案した最小の大きさがおのずと決定されていると考えられる。

では、生体の中で最小の骨は何であろう。解剖学の成書を紐解くと耳小骨であることがわかる。これらの骨幅を立体図譜[23]より計測すると、1.8〜3.8mmと、おおよそ2〜3mmであることがわかる（図29）。リモデリングという骨の正常な営みの中で形態を維持する最小の骨の骨幅はおおよそ2〜3mmであり、この程度の幅がないと微小循環が成り立たないのかもしれない。さらに、MiyamotoとObama[24]、Grunderら[25]は、インプラントの長期的安定にはおおよそ2mmのバルコニーが必要であると提唱している（図30-a、b）。また、自然観のあるインプラント周囲組織には2mm以上の歯肉量が必要であり[26]、さらに、自然な軟組織外形を作るためにインプラント周囲軟組織の厚みを増加させることが推奨されている[27]。これらの報告は、歯根膜の代わりにインプラント周囲骨にはある程度の厚さを持った骨髄成分を含む骨構造が必要であり、また骨の外骨膜側からの微小循環の補償には十分な歯肉の血流量が必要であると主張

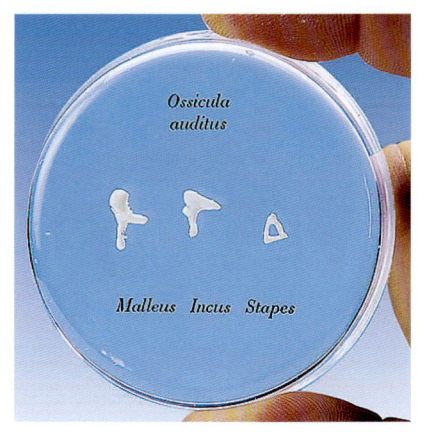

図29 左から槌骨、砧骨、鐙骨のモデルで、2mm前後の骨幅を有している。

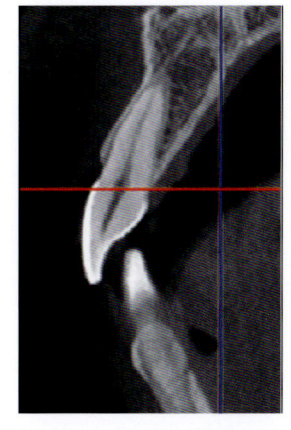

図30-a 上顎中切歯のCT像。唇側には1mmにも満たない薄い歯槽骨と歯根膜腔が確認できる。唇側歯槽骨にはほとんど骨髄が認められない。(文献24より引用；宮本泰和先生のご好意による)

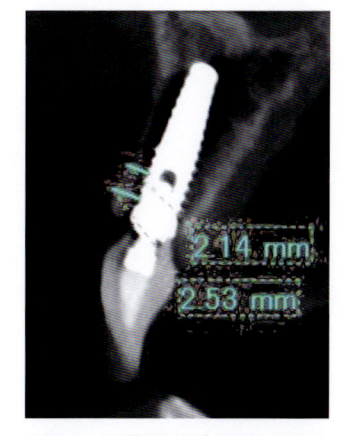

図30-b 長期間歯肉退縮の認められない症例において、2mm以上の唇側骨幅が存在している。(文献24より引用；宮本泰和先生のご好意による)

| 図31-a | 図31-b |

図31-a 上顎犬歯部分のみフラップレスで埋入を行った。弁をわずかに排除して薄い唇側骨を確認している。

図31-b 遅延吸収型の異種骨とrhPDGF-BBを骨補填材料として使用し、ギャップに充填する。

| 図31-c | 図31-d |

図31-c 術後3ヵ月後の二次手術の際に犬歯部の唇側骨を確認すると、ギャップは骨様組織で満たされていた。

図31-d メンテナンス移行後、1年3ヵ月のCT像。厚さ約3mmの唇側骨幅が維持されている。

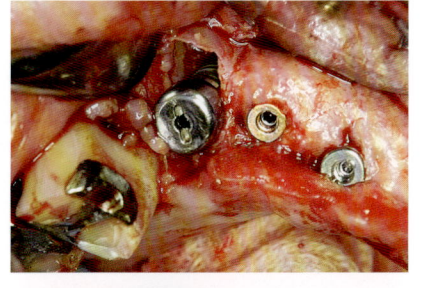

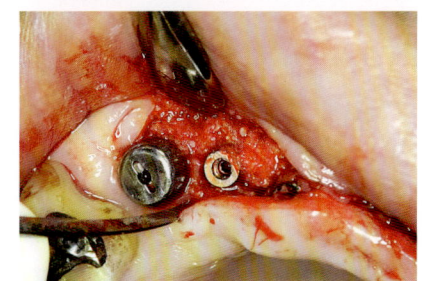

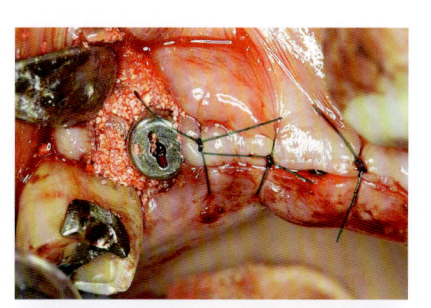

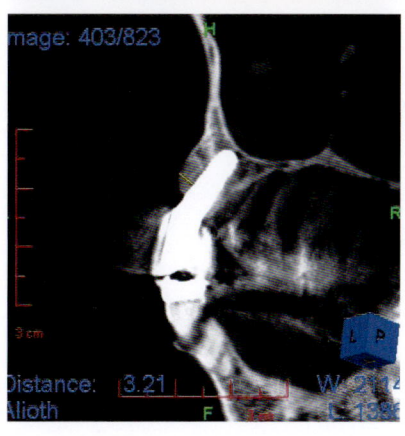

しているかのようである。つまり、皮質骨をインプラント周囲に存続させるには歯根膜に代わる骨髄が必要であり、抜歯後即時埋入でも唇・頬側に2mm程度の骨を作る、あるいは残す工夫が必要である。著者は上顎前歯の抜歯後即時インプラント埋入に対し、やや口蓋側に低位に埋入し、可能であるならフラップレスで埋入を行うようにしている。粘膜骨膜弁を剥離し、抜歯を行うと、循環の断たれた唇側の薄い歯槽骨は急激に吸収してしまう。そこで、薄い歯槽骨の吸収をできるだけ抑える目的でフラップレス埋入を行い、温存された歯槽骨をある種の吸収性メンブレンと考えて、遅延吸収型の骨補填材料とrhPDGF-BBのコンビネーションにて対処し、一定の成果を挙げている(図31)。

微小循環という視点から考えて、この唇側歯槽骨の厚さ、つまり本来どの程度骨髄成分を含んでいるか、さらにはこの骨に外側から血液供給を行う唇側歯肉の厚さ、つまり唇側の骨膜上に十分な血液循環を保有しているかなどの歯周組織のBio typeが予知性に大きな影響を与える因子であると考えられる。

【臨床ポイント】
・唇・頬側歯槽骨の幅は、骨の微小循環を維持し、リモ

デリングに耐えるためには約2mm以上の骨幅が必要と考えられる。

・抜歯即時埋入の適応であるならば弁を剥離せずにフラップレス埋入を行い、歯槽骨吸収を最小限にとどめる。
・インプラントをやや口蓋側に埋入し、唇側にスペースを作る。唇側歯槽骨を天然の吸収性メンブレンと考え、そのスペースに成長因子と遅延吸収型の骨補填材料を填入する。

おわりに

今回、大学で臨床系基礎歯科医学の研究者として行ってきた12年間にわたる研究の一部をOJ 7thミーティングで報告した。筆者は、25年の歯科医師人生の中で、その約半分の時間を「基礎と臨床の融合」というテーマで臨床・研究に取り組んできた。この中で感じたことは、すべての基礎医学は臨床に集約されていくものであり、研究のための研究でなく、臨床に役立つものでなければならないということである。また、私たち臨床医も技術の習得のみに走るのではなく、時に基礎研究に目をやる広い視野に立った臨床を心がけて行くべきである。そのような意味からも、微小循環という視点に立った臨床考察が、多くの臨床医に役立つことを切に望む次第である。

参考文献

1. Taniguchi Y, Ohta Y, Tajiri S. New improved method for injection of acrylic resin. Okajimas Folia Anat Jpn. 1952;24(4):259-267.
2. Taniguchi Y, Ohta Y, Tajiri S, Okano H, Hanai H. Supplement to new improved method for injection of acrylic resin. Okajimas Folia Anat Jpn. 1955;27(6):401-406.
3. Ohta Y, Okuda H, Suwa F, Okada S, Toda I. Plastic injection method for preparing microvascular corrosion casts for SEM and its practical application. Okajimas Folia Anat Jpn. 1990;66(6):301-311.
4. Suwa F. What is discovered from microvascular corrosion cast-bone specimens. Electron Microsc 1999;34:168-172.
5. Nobuto T, Tanda H, Yanagihara K, Nishikawa Y, Imai H, Yamaoka A. The relationship between connective tissue and its microvasculature in the healthy dog gingiva. J Periodontal Res. 1989;24(1):45-52.
6. Nobuto T, Yanagihara K, Teranishi Y, Minamibayashi S, Imai H, Yamaoka A. Periosteal microvasculature in the dog alveolar process. J Periodontol. 1989;60(12):709-715.
7. Nobuto T, Suwa F, Kono T, Hatakeyama Y, Honjou N, Shirai T, Mitsuyama M, Imai H. Microvascular response in the periosteum following mucoperiosteal flap surgery in dogs: 3-dimensional observation of an angiogenic process. J Periodontol. 2005;76(8):1339-1345.
8. Nobuto T, Suwa F, Kono T, Taguchi Y, Takahashi T, Kanemura N, Terada S, Imai H. Microvascular response in the periosteum following mucoperiosteal flap surgery in dogs: angiogenesis and bone resorption and formation. J Periodontol. 2005;76(8):1346-1353.
9. 藤田尚男, 藤田恒夫. 標準組織学 総論 第4版. 東京:医学書院, 2002:21-31.
10. 佐藤靖史. よくわかる血管のバイオロジー. 東京:羊土社, 2001:25-36.
11. Dvorak AM, Feng D. The vesiculo-vacuolar organelle (VVO). A new endothelial cell permeability organelle. J Histochem Cytochem. 2001;49(4):419-432.
12. Simion M, Rocchietta I, Kim D, Nevins M, Fiorellini J. Vertical ridge augmentation by means of deproteinized bovine bone block and recombinant human platelet-derived growth factor-BB: a histologic study in a dog model. Int J Periodontics Restorative Dent. 2006;26(5):415-423.
13. Nobuto T, Imai H, Suwa F, Kono T, Suga H, Jyoshi K, Obayashi K. Microvascular response in the periodontal ligament following mucoperiosteal flap surgery. J Periodontol. 2003;74(4):521-528.
14. 米田俊之. 新しい骨のバイオサイエンス. 東京:羊土社, 2002:107-112.
15. Frost HM. The biology of fracture healing. An overview for clinicians. Part I. Clin Orthop Relat Res. 1989;(248):283-293.
16. Frost HM. The biology of fracture healing. An overview for clinicians. Part II. Clin Orthop Relat Res. 1989;(248):294-309.
17. Yaffe A, Fine N, Binderman I. Regional accelerated phenomenon in the mandible following mucoperiosteal flap surgery. J Periodontol. 1994;65(1):79-83.
18. 王 敦正. 抜歯創の治癒と血管像. 実験的正常開放創の治癒. 神奈川歯学. 1986;21:232-259.
19. 島田純治. 抜歯創の骨性治癒における血管構築の変化について. 歯基礎誌. 1989;31:19-34.
20. Nevins M, Camelo M, De Paoli S, Friedland B, Schenk RK, Parma-Benfenati S, Simion M, Tinti C, Wagenberg B. A study of the fate of the buccal wall of extraction sockets of teeth with prominent roots. Int J Periodontics Restorative Dent. 2006;26(1):19-29.
21. Araújo MG, Lindhe J. Dimensional ridge alterations following tooth extraction. An experimental study in the dog. J Clin Periodontol. 2005;32(2):212-218.
22. Araújo MG, Sukekava F, Wennstrom JL, Lindhe J. Ridge alterations following implant placement in fresh extraction sockets: an experimental study in the dog. J Clin Periodontol. 2005;32(6):645-652.
23. 野村恭也, 平出文久. 耳科学アトラス. 形態と計測値. 東京:中外医学社, 1974:60-65.
24. Miyamoto Y, Obama T. An effect of the amount of labial alveolar bone in the maxillary anterior implants on esthetic results - Examination by dental Cone-Beam CT -. Int J Periodontics Restrative Dent. 2009, accepted in press.
25. Grunder U, Gracis S, Capelli M. Influence of the 3-D bone-to-implant relationship on esthetics. Int J Periodontics Restorative Dent. 2005;25(2):113-119.
26. Jung RE, Sailer I, Hammerle CH, Attin T, Schmidlin P. In vitro color changes of soft tissues caused by restorative materials. Int J Periodontics Restorative Dent. 2007;27(3):251-257.
27. Grunder U. Stability of the mucosal topography around single-tooth implants and adjacent teeth: 1-year results. Int J Periodontics Restorative Dent. 2000;20(1):11-17.

シンポジウム2

秋本　健
夏堀礼二

審美領域における抜歯後即時インプラント埋入 vs. 待時インプラント埋入

Immediate vs. Delayed Implant Placement in Esthetic Zone

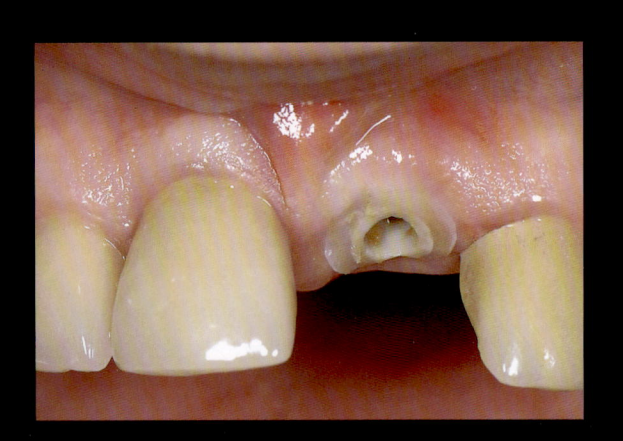

秋本 健
（米国・ベルビュー開業、ワシントン大学歯周病科）

Ken Akimoto
(Private Practice, Bellevue, WA.
University of Washington, Department of Periodontics)

はじめに

治癒の完了した顎堤にインプラントを埋入する術式と、抜歯後即時埋入を比較した場合、以下の3つの大きな差があると筆者は考えている。
①抜歯に伴う顎堤の形態の変化が埋入後に起こるのか、埋入前にほぼ完了しているのか。
②埋入直後にインプラント周囲に骨との間に隙間があること。
③軟組織の形態。

抜歯後の顎堤変化とその対応

抜歯を行うと、歯槽骨に水平的および垂直的な吸収が起こることは広く知られている。治癒後の顎堤にインプラントを埋入する通法の術式の場合、すでにこの変化がほぼ完了していると考えられるのと比較して、抜歯後即時埋入の場合には、インプラントを埋入したあとに顎堤の変化が起こってくると予想されることが大きく異なっている点である。高度な審美性が要求されるため顎堤の吸収を最小限にしたい上顎前歯部において、都合の悪い唇側方向からの吸収が発生する可能性が高いのである（図1、2）[1]。抜歯後の顎堤にインプラントを埋入するのであれば、顎堤増大術を埋入前または同時に行うことによって修復を試みることが可能であるが、抜歯後即時埋入の場合には事前に吸収量を想定することは難しい。

抜歯後の顎堤吸収の量は、以下に示すようなさまざまな因子に左右されると筆者は考えている。
①抜歯時の硬組織への損傷
②抜歯時の軟組織への損傷
③歯肉弁の剥離
④骨壁の厚み

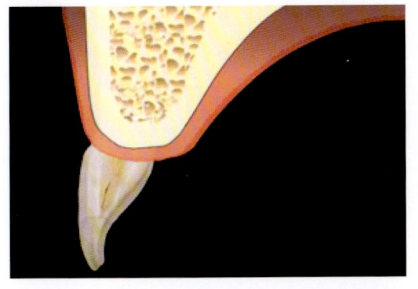

図1-a　補綴物と骨との正常な垂直的関係[1]。

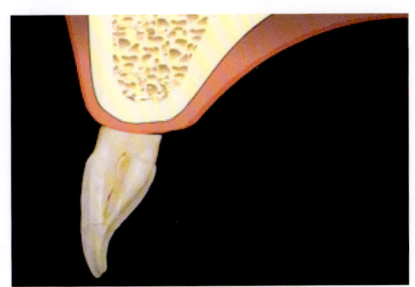

図1-b　図1-c

図1-b、c　顎堤の垂直的吸収も、唇側からの水平的な吸収もインプラント上部構造の歯冠長の増加という結果をもたらす[1]。

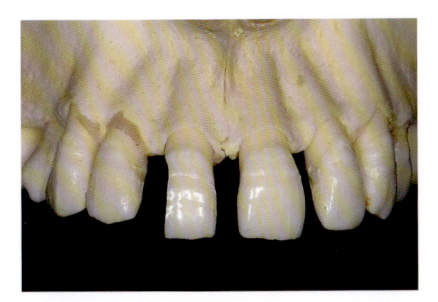

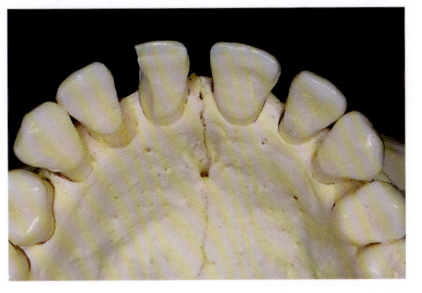

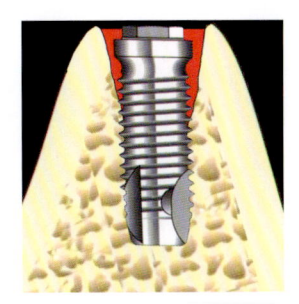

図2-a　図2-b

図2-a、b　上顎前歯部の模型。唇側は歯根の豊隆がはっきりとわかるほど骨が薄いことがわかる。

図3　抜歯窩にインプラントを埋入すると、多くの場合で歯冠側において、インプラントと周囲の骨との間に空間が生じる（赤塗りつぶし部分）。

⑤ Biotype
⑥ 抜歯する歯の状態
⑦ 抜歯後の暫間補綴物

　抜歯後の顎堤吸収を減少させる試みとして、抜歯窩にさまざまな骨補填材料を充填したり、生体膜を置くことが報告されている[2〜7]。いずれの術式を用いても、術後およそ6ヵ月で0.5〜1.2mmの顎堤吸収が水平的に起こることが報告されている。

インプラント埋入時に発生する抜歯窩との隙間への対応

　抜歯後即時埋入を行うと、通法に従って治癒した顎堤にインプラントを埋入する場合には発生しないはずのインプラントと骨との間の隙間が発生する（図3）。抜歯後即時埋入の術式のごく初期からこの隙間を骨で埋めることを目標に、e-PTFE膜を使用するもの[8]から、自家骨移植[9]、他家骨移植やe-PTFE膜との併用[10]、無処置[11]など、数多くの処置方法が提示されてきた。

　無移植と比較して、他種骨を移植することで術後の軟組織の変化が少なくて済んだという報告[12]を参考に、筆者は隙間の大きさにかかわらず、すべての症例で他種骨を移植している。

インプラントのデザインが周囲組織に与える影響と埋入位置

　抜歯後即時埋入時のインプラント埋入位置は、審美的な補綴物が作製可能であるような物理的位置に埋入することと同時に、周囲組織に対する影響が最小限になるような位置に埋入することが必要であると考えている。

　Hermannらが行った一連の実験[13〜15]によると、筆者らが使用している2ピース型のインプラントの場合、インプラントとアバットメント接合部から半径およそ1.5mmの距離まで骨吸収が発生することがわかっている。すなわち、臨床的な配慮から考えれば、2ピース型のインプラントを使用する限り、骨吸収が起きてほしくないところは、インプラント-アバットメント接合部からおよそ1.5mm離す必要があるということである。前歯部のインプラントで長期的に審美的結果を得ようとす

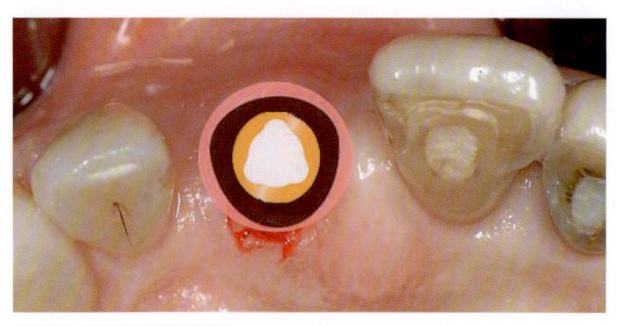

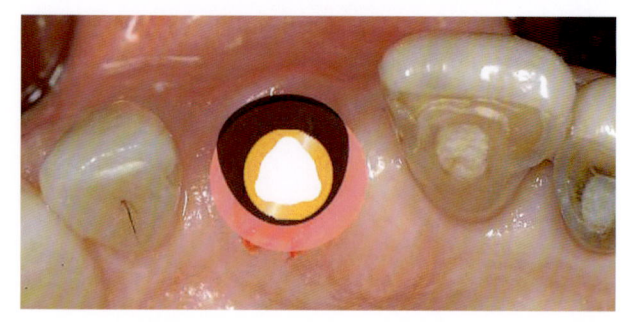

図4-a、b　抜歯窩の中にインプラントの直径を描き、その周囲にインプラントの半径に1.5mmを加えた円を描くと、その円中がインプラントによって影響される範囲となる。インプラントが抜歯窩の中央に埋入されると、唇側の骨壁にも影響がおよび、骨吸収が発生することが予測できる。同じ直径のインプラントでも口蓋側に埋入することによって、唇側の骨を影響圏外にすることができる。また、インプラントの直径が大きくなるほど影響範囲が大きくなることにも気をつける必要がある。

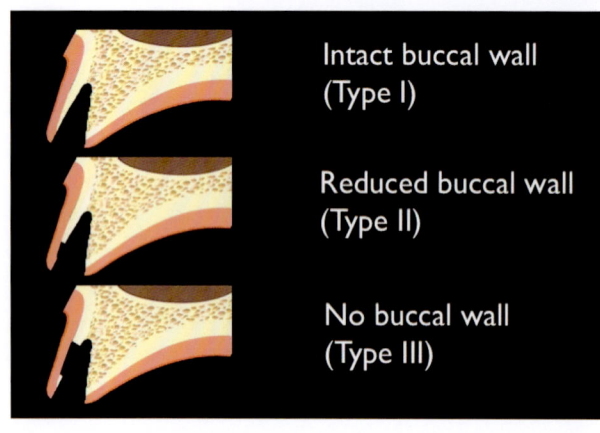

図5　筆者は唇側の骨壁の状態によって3つのタイプ（Type Ⅰ：無傷の唇側骨壁、Type Ⅱ：減少した唇側骨壁、Type Ⅲ：喪失した唇側骨壁）に分類し、それぞれに対応する術式を採用している。

れば、唇側の骨と両隣在歯のインプラントに面した側の骨の高さの維持を図ることが必要と考えられる。インプラントの直径を選択する際には、両隣在歯との間にできれば2mmほどの隙間が得られるようなものを選択するように心がけている。また、インプラント埋入時には唇側の骨からおよそ1.5mm口蓋側に離すことで、術後にインプラントが唇側骨壁に与える影響をなくす、もしくは最小限にすることが可能であると思われる（図4）。

外科の手技

実際の抜歯後即時埋入の手技に関しては、症例の唇側の骨量によって使い分けている（図5）。

唇側の骨に大きな欠損がなく、歯肉縁と骨縁が4mmほどしか離れていない場合はType Ⅰとし、インプラントを即時埋入してカスタムヒーリングアバットメントを製作している（症例1）。

唇側の骨に大きな欠損はないが、歯肉縁と骨縁が5mm以上離れている、すなわち唇側壁の骨吸収が認められる場合にはType Ⅱとし、インプラントを即時埋入するが、通常の3mmのヒーリングアバットメントを連結し、軟組織を補うために口蓋側から有茎皮弁移植を行う。およそ3ヵ月後に二次手術を行う（症例2）。

唇側の骨に大きな欠損が認められる場合にはType Ⅲとして抜歯当日にインプラントの埋入を行うことなく、まずは欠損を骨移植、生体膜の設置および口蓋側からの有茎皮弁移植を行って補い、6ヵ月の治癒期間の後、インプラントを1回法で埋入している（症例3）。

外科的な条件としてはType Ⅰがもっとも良く、Type Ⅲがもっとも難しい。カスタムヒーリングアバットメントを使用できないType ⅡとⅢに関しては、外科処置後にオーバーコネクションとなるように必要以上の軟組織のボリュームを得ることを目標にしている。それによって、補綴処置の操作で起こりうる歯肉退縮に対して安全なマージンを得る補償となる。

ここでは頬側の骨の有無とその高さだけで分類しているが、そのほかに考慮することとしては、Biotypeやリップラインの高さ、感染の有無などが挙げられる。

Type Ⅰの症例（症例1-a〜j）

症例1-a	症例1-b
症例1-c	症例1-d

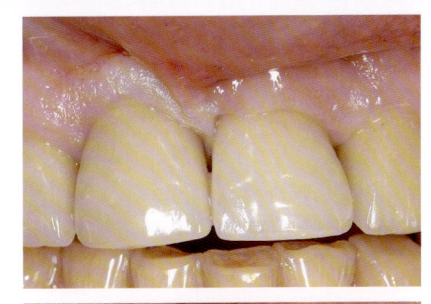

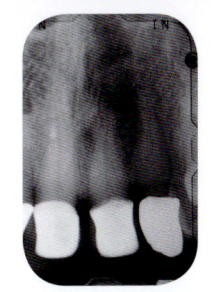

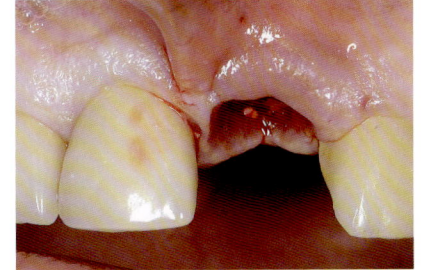

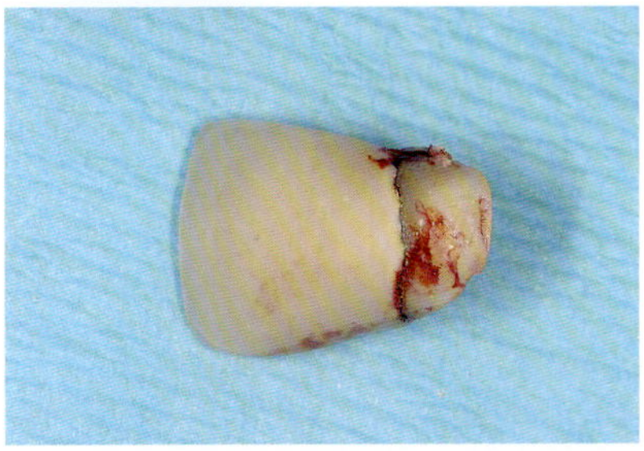

症例1-a〜d　Type Ⅰの症例、術前の状態。中切歯が破折して保存不可能となった。歯牙を抜歯したのちに唇側の骨をプローブで探ったところ、歯肉縁からおよそ3mmのところまで唇側に骨があることがわかった。

症例1-e	症例1-f

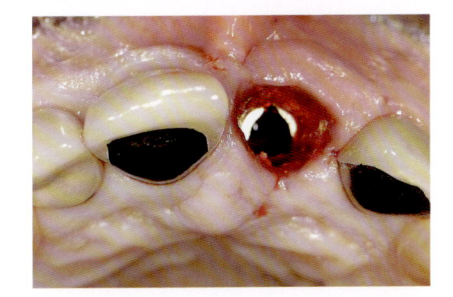

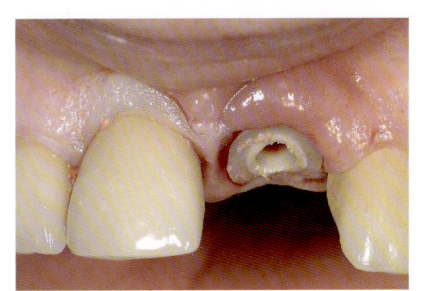

症例1-e、f　インプラントを埋入し、インプラントと唇側骨との間には他家骨移植を行った。カスタムヒーリングアバットメントを製作した術直後。

症例1-g	症例1-h

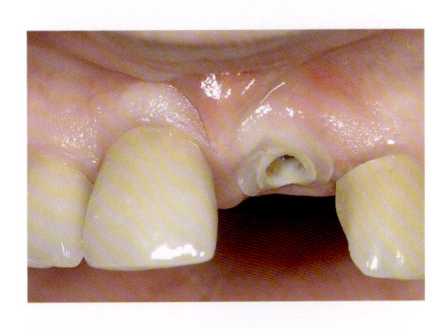

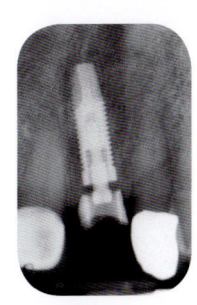

症例1-g、h　術後12週。補綴処置へと進む。

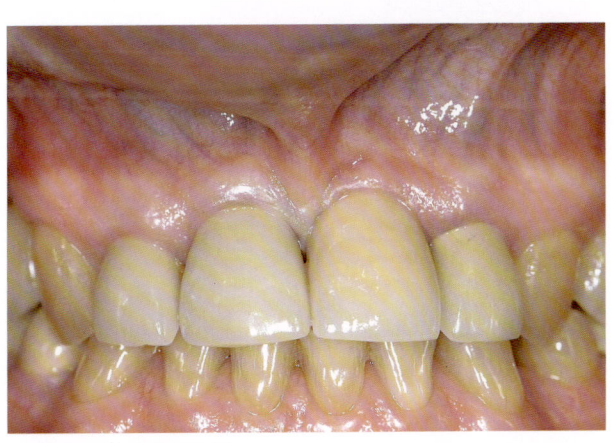

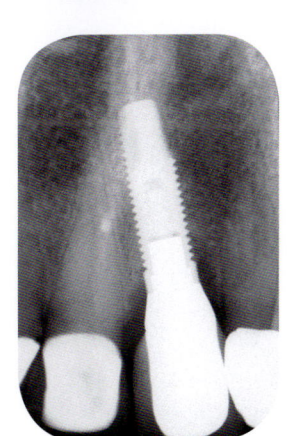

症例1-i	症例1-j

症例1-i、j　補綴処置後2年。

シンポジウム2

Type Ⅱの症例（症例2-a〜l）

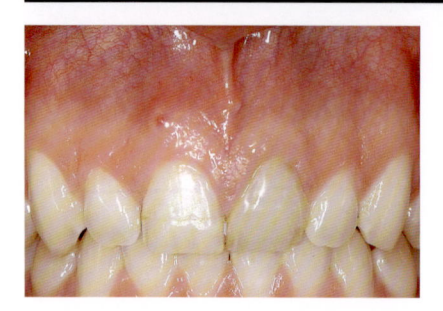

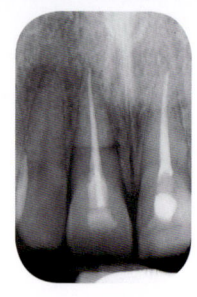

症例2-a | 症例2-b

症例2-a、b　Type Ⅱの症例、術前の状態。外傷により右上中切歯が水平歯根破折を起こしている。

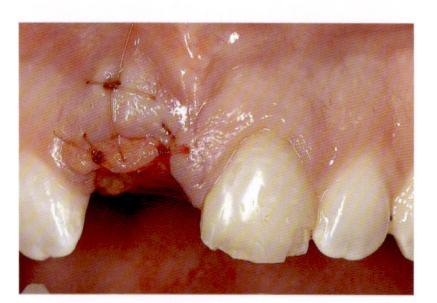

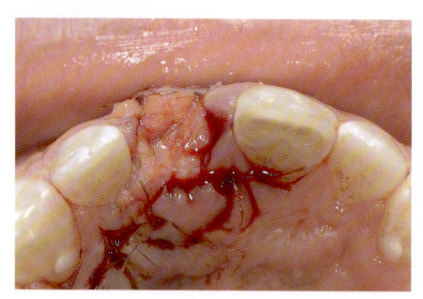

症例2-c | 症例2-d

症例2-c、d　術直後の状態。抜歯後の診査で、頬側の骨が歯肉縁より6mmまで吸収していることがわかった。抜歯当日にインプラントを埋入し、3mmのヒーリングアバットメントを連結。インプラントと頬側骨との間に他家骨移植を行い、軟組織の厚みを増すために口蓋側から有茎皮弁移植を行う。

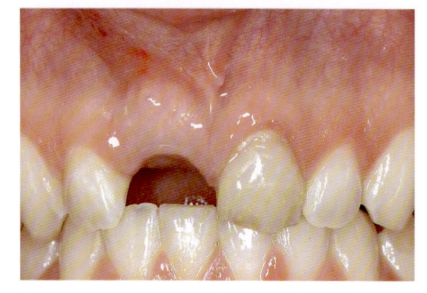

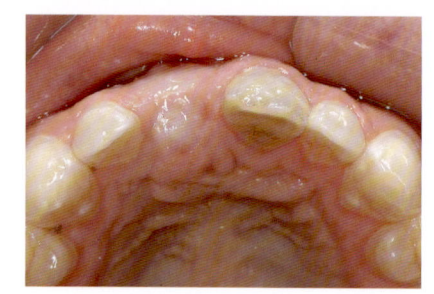

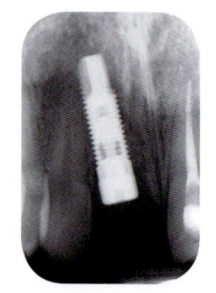

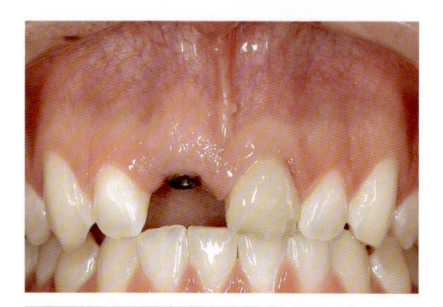

症例2-e | 症例2-f | 症例2-g

症例2-e〜g　術後12週。十分なボリュームの軟組織が得られた。二次手術としてヒーリングアバットメント上の余剰組織を取り除き、5mmの長さのものに交換した。

症例2-h | 症例2-i | 症例2-j

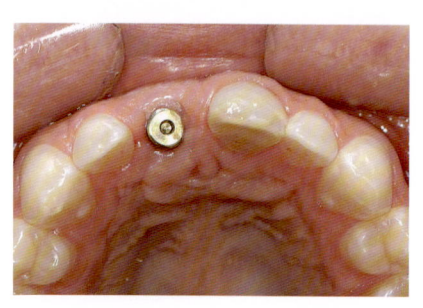

症例2-h〜j　術後16週。補綴処置を開始する直前。

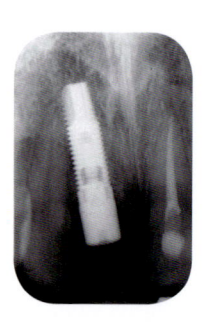

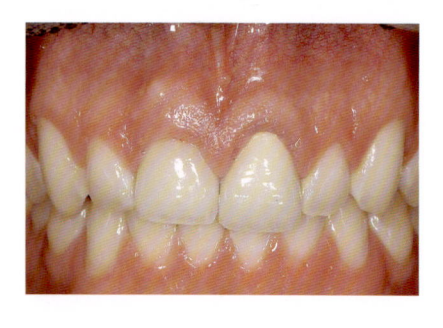

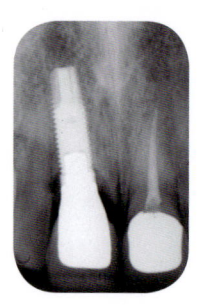

症例2-k | 症例2-l

症例2-k、l　補綴処置後2年。修復医はプロビジョナルレストレーションを用いた歯肉の調整を行うことなく補綴したので、左右の中切歯で歯肉のアンバランスが生じている。天然歯よりインプラントのほうが、歯冠長が短いことに注目。

Type Ⅲの症例（症例3-a〜i）

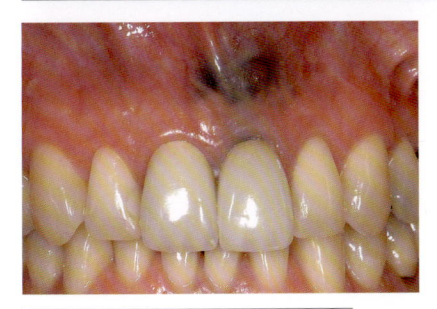

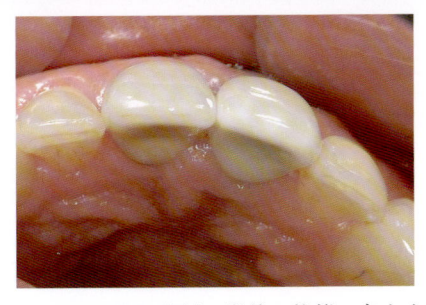

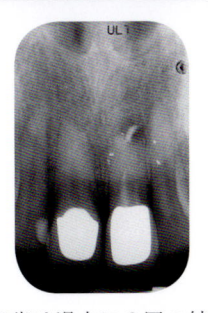

| 症例3-a | 症例3-b | 症例3-c |

症例3-a〜c　Type Ⅲの症例、術前の状態。左上中切歯は過去に２回の外科的歯内療法を受けているが、根尖の病巣が悪化し、抜歯を行うことになった。外科的歯内療法で用いたアマルガムが原因と思われる軟組織の着色が認められる。抜歯を行ったところ、頬側の骨は根尖にいたるまでまったくない状態であった。インプラントの即時埋入はあきらめ、頬側歯肉と骨との間に吸収性の生体膜を設置、抜歯窩に他家骨移植を行い、口蓋側からの有茎皮弁移植を用いて閉鎖した。

| 症例3-d | 症例3-e |

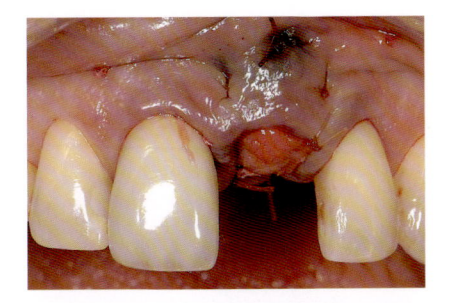

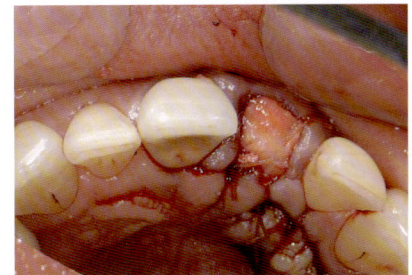

症例3-d、e　術直後の状態。

| 症例3-f | 症例3-g |

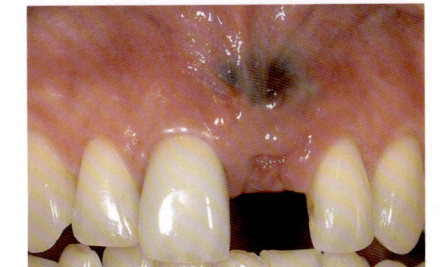

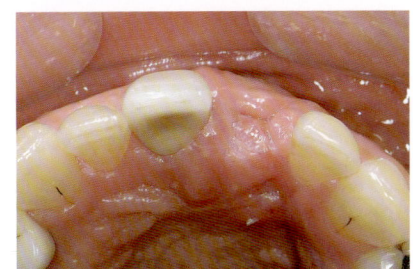

症例3-f、g　術後12週。その後３ヵ月の治癒を待ってからインプラントを埋入する予定。

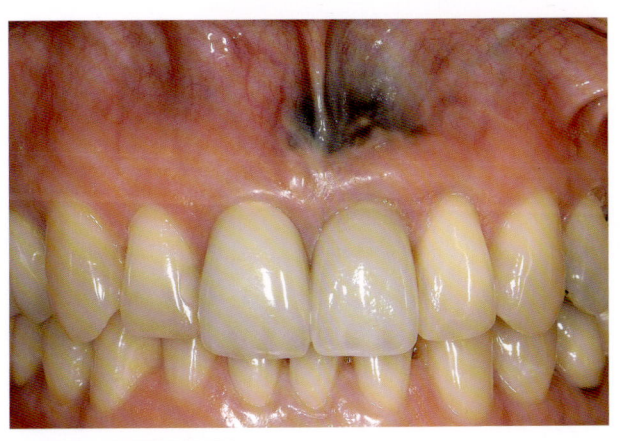

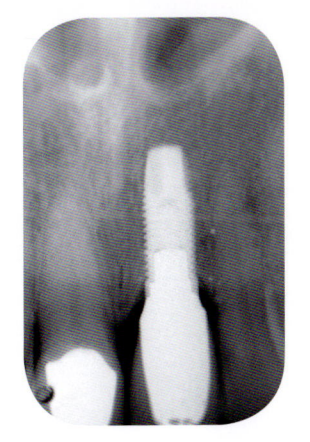

| 症例3-h | 症例3-i |

症例3-h、i　補綴処置後２年。

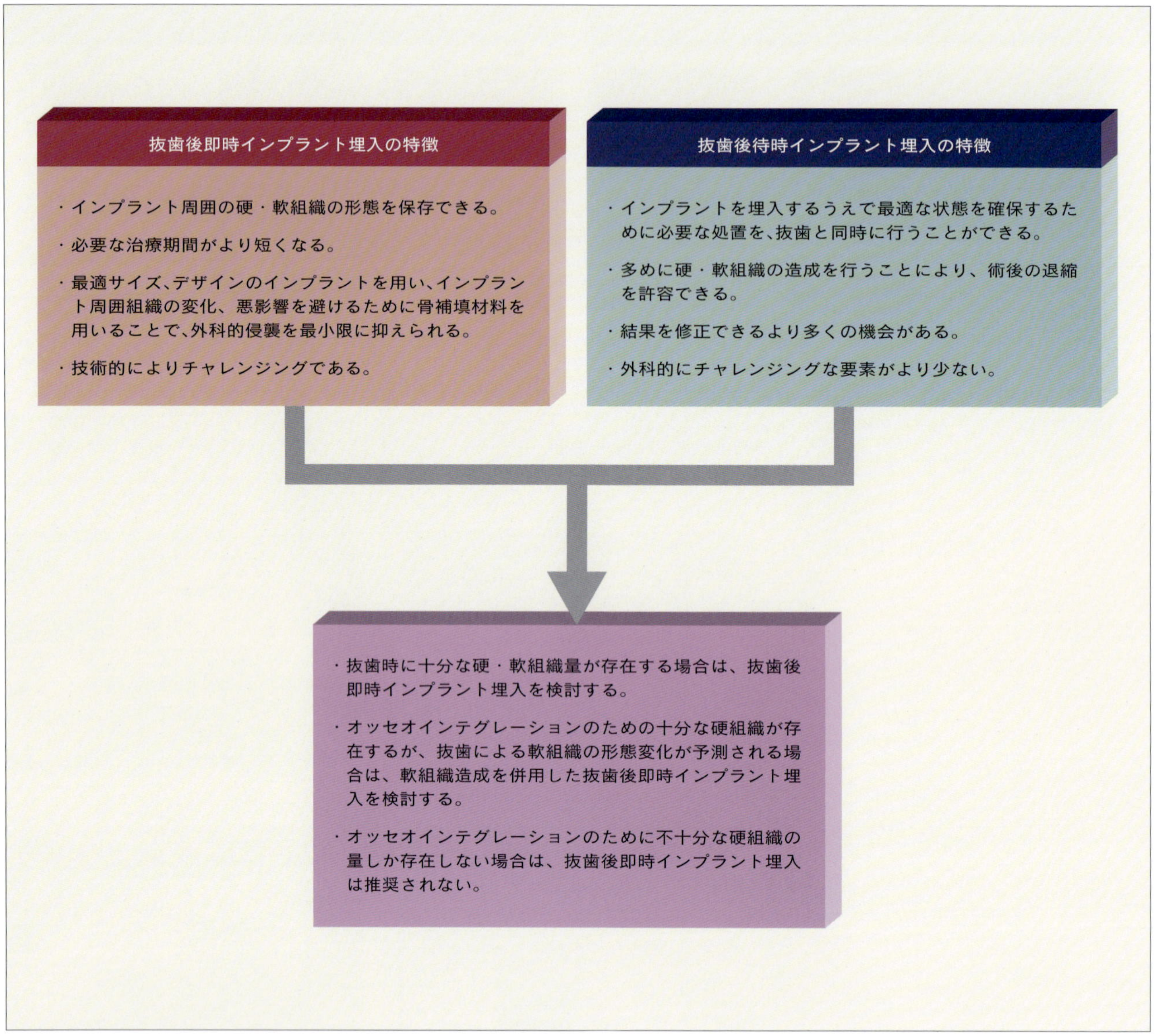

抜歯後即時インプラント埋入の特徴	抜歯後待時インプラント埋入の特徴
・インプラント周囲の硬・軟組織の形態を保存できる。 ・必要な治療期間がより短くなる。 ・最適サイズ、デザインのインプラントを用い、インプラント周囲組織の変化、悪影響を避けるために骨補填材料を用いることで、外科的侵襲を最小限に抑えられる。 ・技術的によりチャレンジングである。	・インプラントを埋入するうえで最適な状態を確保するために必要な処置を、抜歯と同時に行うことができる。 ・多めに硬・軟組織の造成を行うことにより、術後の退縮を許容できる。 ・結果を修正できるより多くの機会がある。 ・外科的にチャレンジングな要素がより少ない。

・抜歯時に十分な硬・軟組織量が存在する場合は、抜歯後即時インプラント埋入を検討する。
・オッセオインテグレーションのための十分な硬組織が存在するが、抜歯による軟組織の形態変化が予測される場合は、軟組織造成を併用した抜歯後即時インプラント埋入を検討する。
・オッセオインテグレーションのために不十分な硬組織の量しか存在しない場合は、抜歯後即時インプラント埋入は推奨されない。

図6 抜歯後即時インプラント埋入、待時インプラント埋入の特徴および筆者の考える適応基準。

まとめ

　抜歯後即時インプラント埋入の術式は、インプラント治療の欠点である治療期間の長さを短縮できるだけでなく、手術回数も最小限で済み、かつ手術時の抜去歯周囲の歯周組織の形態を保存してその後の補綴操作を容易にする、予知性の優れた術式である。対して抜歯後の治癒を待ってからインプラントを埋入する術式には、軟組織や硬組織の不足部分を修復する機会が複数回あるという大きな利点がある。現時点の筆者の臨床では、条件が許す限り抜歯後即時インプラント埋入を行い、それが難しい場合においてのみ顎堤の治癒を待ってからインプラントを埋入している（図6）。

　残念なことに、優れた面が多い抜歯後即時インプラント埋入も、顎堤吸収という生理的現象を避けては通れず、どうしても唇側からの吸収による影響を受けてしまうのが欠点である。

参考文献

1. 秋本 健, 秋本枇登未. ワンランクアップのインプラント補綴. 診断用ワックスアップを使用した外科的診断の要. Quintessence DENT Implantol 2001 ; 8(3) : 72-77.
2. Lekovic V, Camargo PM, Klokkevold PR, Weinlaender M, Kenney EB, Dimitrijevic B, Nedic M. Preservation of alveolar bone in extraction sockets using bioabsorbable membranes. J Periodontol. 1998 ; 69(9) : 1044-1049.
3. Lekovic V, Kenney EB, Weinlaender M, Han T, Klokkevold P, Nedic M, Orsini M. A bone regenerative approach to alveolar ridge maintenance following tooth extraction. Report of 10 cases. J Periodontol. 1997 ; 68(6) : 563-570.
4. Iasella JM, Greenwell H, Miller RL, Hill M, Drisko C, Bohra AA, Scheetz JP. Ridge preservation with freeze-dried bone allograft and a collagen membrane compared to extraction alone for implant site development : a clinical and histologic study in humans. J Periodontol. 2003 ; 74(7) : 990-999.
5. Simon BI, Von Hagen S, Deasy MJ, Faldu M, Resnansky D. Changes in alveolar bone height and width following ridge augmentation using bone graft and membranes. J Periodontol. 2000 ; 71(11) : 1774-1791.
6. Vance GS, Greenwell H, Miller RL, Hill M, Johnston H, Scheetz JP. Comparison of an allograft in an experimental putty carrier and a bovine-derived xenograft used in ridge preservation : a clinical and histologic study in humans. Int J Oral Maxillofac Implants. 2004 ; 19(4) : 491-497.
7. Zubillaga G, Von Hagen S, Simon BI, Deasy MJ. Changes in alveolar bone height and width following post-extraction ridge augmentation using a fixed bioabsorbable membrane and demineralized freeze-dried bone osteoinductive graft. J Periodontol. 2003 ; 74(7) : 965-975.
8. Lazzara RJ. Immediate implant placement into extraction sites : surgical and restorative advantages. Int J Periodontics Restorative Dent. 1989 ; 9(5) : 332-343.
9. Schwartz-Arad D, Chaushu G. Placement of implants into fresh extraction sites : 4 to 7 years retrospective evaluation of 95 immediate implants. J Periodontol. 1997 ; 68(11) : 1110-1116.
10. Gelb DA. Immediate implant surgery : three-year retrospective evaluation of 50 consecutive cases. Int J Oral Maxillofac Implants. 1993 ; 8(4) : 388-399.
11. Botticelli D, Berglundh T, Lindhe J. Hard-tissue alterations following immediate implant placement in extraction sites. J Clin Periodontol. 2004 ; 31(10) : 820-828.
12. Chen ST, Darby IB, Reynolds EC. A prospective clinical study of non-submerged immediate implants : clinical outcomes and esthetic results. Clin Oral Implants Res. 2007 ; 18(5) : 552-562.
13. Hermann JS, Buser D, Schenk RK, Cochran DL. Crestal bone changes around titanium implants. A histometric evaluation of unloaded non-submerged and submerged implants in the canine mandible. J Periodontol. 2000 ; 71(9) : 1412-1424.
14. Hermann JS, Buser D, Schenk RK, Schoolfield JD, Cochran DL. Biologic Width around one- and two-piece titanium implants. Clin Oral Implants Res. 2001 ; 12(6) : 559-571.
15. Hermann JS, Schoolfield JD, Schenk RK, Buser D, Cochran DL. Influence of the size of the microgap on crestal bone changes around titanium implants. A histometric evaluation of unloaded non-submerged implants in the canine mandible. J Periodontol. 2001 ; 72(10) : 1372-1383.

審美領域における抜歯後即時埋入と待時埋入を考察する

Immediate vs Delayed Placement in Anterior Esthetic Zone

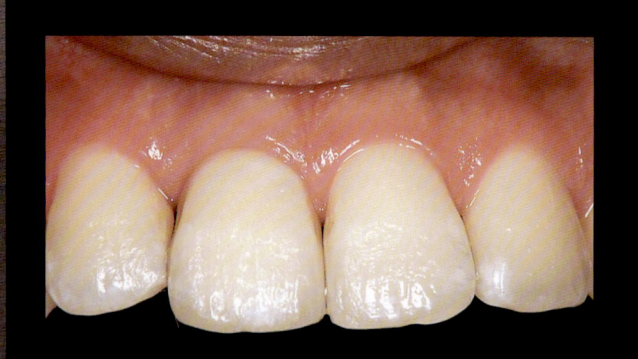

夏堀礼二
（夏堀デンタルクリニック）

Reiji Natsubori
(Natsubori Dental Clinic)

はじめに

インプラント治療が欠損補綴の選択肢として臨床に応用され、機能的には予知性が確立されたといっても過言ではなくなった。

また、適応症の拡大、審美領域への応用、また治療期間の短縮に対しても、インプラントデザイン、表面性状、手技およびそれらに用いる材料の開発に伴い、他の歯科医療分野と同様に進歩してきた。

そこで今回の発表では、インプラント治療の中ではより慎重なアプローチが必要な審美領域において、患者利益を考慮した場合、外科侵襲や治療期間を最小限にとどめるうえで、効果的な抜歯後即時インプラント埋入とそれに対する待時埋入について、適応症と注意点を臨床例を通して考察したので、報告することとする。

抜歯後即時埋入・待時埋入の利点・欠点および適応・非適応症

1）即時埋入の利点・欠点

2006年のAOのSSID[1]にて即時埋入の考察がなされた。以下はそれを元に筆者が検討した利点と欠点である。

（1）即時埋入の利点

①治癒期間の短縮
②最小限の手術侵襲と回数
③抜歯窩を埋入の参考にできる（一致するわけではない）
④周囲軟組織（歯間乳頭）および顎骨形態の保全（には疑問が残る）[2,3]

（2）即時埋入の欠点

①感染の危険性が増す

②初期固定が不十分になる可能性がある
③抜歯窩に誘導されやすいため、理想的な位置への埋入が困難
④審美領域においては組織の吸収量が予測できない

2）待時埋入の利点・欠点

一方、待時埋入に関しては、以下の利点と欠点が考えられる。

（1）待時埋入の利点
①さまざまな組織造成適応のチャンスがある
②抜歯時のソケットプリザベーション、ステージドアプローチによるGBR、埋入時のGBRなど、埋入前に必要な準備が可能
③組織造成量のコントロールが容易

（2）欠点
①治療期間が長くなる
②手術回数が増える
③手術侵襲が大きくなる傾向にある

3）即時埋入と待時埋入の成功率の比較

即時埋入と待時埋入の成功率を比較した場合、オッセオインテグレーションに関しては、研究条件が異なり結論には至らず、審美性に関しても、研究者によって見解にバラツキがある[4,5]。

4）抜歯後即時埋入の適応症と非適応症

また、抜歯後即時埋入の適応症と非適応症については、以下の点が考えられる。

（1）適応症
①縁下カリエス、歯内療法の失敗
②外傷による脱落
③歯根破折（縦破折、低位の歯冠-歯根破折）
④審美領域では、厚い歯周組織と十分な高さの唇側骨

（2）非適応症
①化膿性の急性症状のある歯牙
②初期固定を得るための骨量の不足（4mm以下）
③組織欠損が大きくボーンハウジング内に埋入困難な場合

5）Jhon C Koisの分類

Koisら[6]は、審美的な結果に導くための5つの診断の鍵を列挙し、それらの中でマイナス因子として働くものをリスクファクターとし、不足している部分を改善できるか否かによって難易度を分類している。

① Relative Tooth Position
② Form of the Periodontium
③ Bio-type of the Periodontium
④ Tooth Shape
⑤ Position of the Osseous Crest

この分類の③においてはFlat-thick typeが審美的結果に有利と述べられており、Kanら[7]も同様の報告をしていることから、バイオタイプの薄い症例では、辺縁軟組織が退縮傾向にあるために、ティッシュマネージメント行い改善する必要性があると考えられる。

抜歯後即時埋入の症例比較検討

そこで、まだ現在のようなガイドラインのなかった1990年代の筆者の失敗症例と、現在のアプローチで取り組んだ成功症例を比較し、検討してみる。

1）上顎中切歯の陳旧性歯根破折症例

症例1、2はどちらも右上中切歯欠損症例であるが、症例1は抜歯後即時埋入後3年、症例2は抜歯後待時埋入後3年の症例である。

症例1は唇側辺縁軟組織が退縮し、審美領域としては失敗症例と言える。ではなぜこのような結果が起きたのだろうか。症例1-a、b、症例2-a、bの初診時口腔内およびX線写真でわかるように、どちらも陳旧性の歯根破折症例である。そして唇側歯槽骨の吸収も予測できる。実際、術前のプロービング審査においても、ポケットが7mmと深く骨吸収が疑われた。症例1は、1997年にあるアメリカの歯周病専門医によって埋入手術が行われ、補綴は筆者が行った。当時は、抜歯後即時埋入を行うことで抜歯窩の骨吸収を防ぐことができると言われており、比較的抜歯即時埋入が流行していた。しかし、その後

シンポジウム2

上顎中切歯の陳旧性歯根破折に抜歯後即時インプラント埋入を行った症例（症例1-a～d）

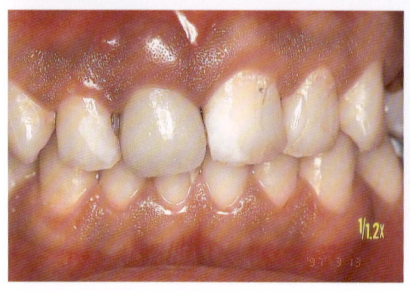

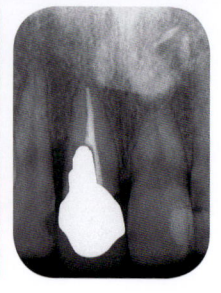

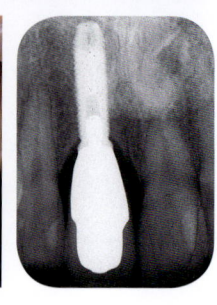

| 症例1-a | 症例1-b |

症例1-a、b　初診時の口腔内およびデンタルX線写真。唇側に膿瘍とフィステルが認められる。歯根破折は唇側から遠心に至り、X線写真にて遠心に吸収像が確認された。また、唇側のプロービングデプスは7mmであった。

| 症例1-c | 症例1-d |

症例1-c、d　術後3年の口腔内およびデンタルX線写真。抜歯時、唇側に若干の薄い骨は残存していたものの、すでに上顎左側中切歯のCEJより4mm以上吸収していた。抜歯後即時インプラント埋入とヒーリングアバットメントの連結を行ったが、早期に唇側の辺縁軟組織の退縮が起きていた。また、埋入位置も1～2mm深いと思われる。現在の基準ではティッシュマネージメントを併用するか、待時埋入を選択したと考えられる。

上顎中切歯の陳旧性歯根破折に抜歯後待時インプラント埋入を行った症例（症例2-a～p）

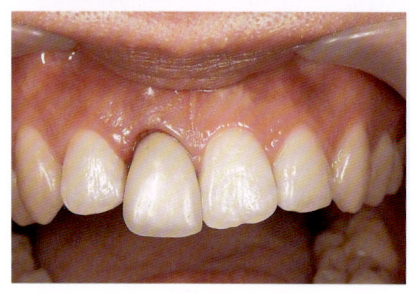

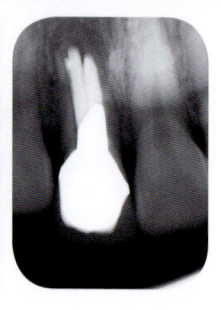

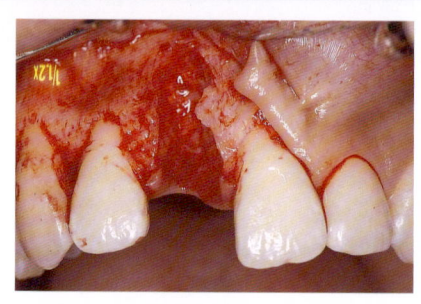

| 症例2-a | 症例2-b |

症例2-a、b　初診時の口腔内およびデンタルX線写真。唇側歯頸部に破折線と根尖付近にフィステルが認められる。症例1より唇側の骨吸収が大きく、根尖にまで及んでいた。

症例2-c　術前診査で予測したとおり、唇側骨壁は根尖まで完全に喪失していた。歯肉弁は歯肉溝内切開による全層弁とし、第一小臼歯近心隅角に縦切開を加えた。

の研究によりインプラントの埋入により抜歯窩の骨吸収は防ぐことができないということがわかった[8]。つまり、歯槽骨の中で、束状骨は歯根膜の影響を受け、その消失とともに吸収する。そして束状骨の厚さは約1mmで、しかもバイオタイプの薄い歯周組織の場合、唇側歯槽骨は0.5～0.7mmしかなく、束状骨が吸収すればすなわち唇側歯槽骨の吸収を意味する。したがって、たとえ唇側歯槽骨が温存されていても、抜歯による束状骨の吸収により、薄い歯周組織の症例では唇側の軟組織の対縮を防ぐことはできず、何らかの処置が必要となる。さらに症例1では、すでに唇側の骨吸収が疑われた時点で移植などのティッシュマネージメントが必要であったと思われ、埋入と同時にティッシュマネージメントがなされていれば、軟組織の退縮は最小限だったかもしれないが、より高い治療結果を求めるならば、抜歯後即時インプラント埋入の適応ではなかったと思われる。症例2では、抜歯後、同時に骨移植、結合組織移植（CTG）によるソケットプリザベーションを行い、治癒を待ちインプラント埋入と骨移植を行う、抜歯後待時埋入とした。症例1と比較し、審美的に良好な結果が得られた。

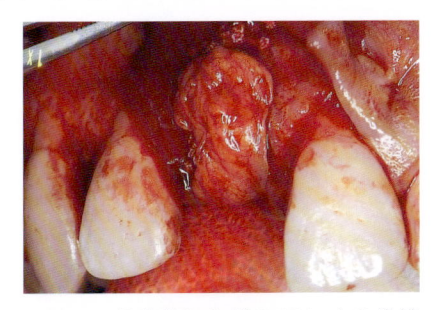

審美領域における抜歯後即時埋入と待時埋入を考察する

症例2-d　骨移植およびCTGによる歯槽堤増大に伴い、骨膜減張を行った。抜歯に伴う開放創を閉鎖創にし、移植骨の感染および吸収を最小限にするために結合組織を口蓋側から有茎で採取し、歯槽窩をまたぎ唇側の骨移植部を覆う。

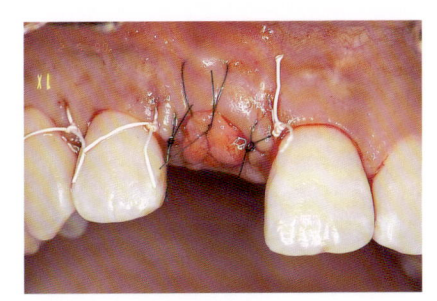

症例2-e　縫合時正面観。フラップは緊張なく、やや歯冠側に固定された。

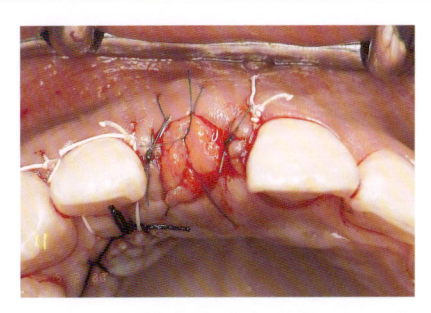

症例2-f　同縫合時咬合面観。GBRとCTGを併用したティッシュマネージメントを行い、水平的なボリュームを確保した。この時、吸収量を見越して2割ほど多めに造成を行う。

症例2-g　GBR、CTGによるソケットプリザベーション後4ヵ月。歯間乳頭維持のため、オベイトポンティックに調整した人工歯を隣接歯にボンディング材にて固定し、治癒期間を待った。

症例2-h　同咬合面観。反対側唇側歯頸部より若干吸収により陥凹していることから、埋入はフラップレスではなく、フラップを開けて、埋入と骨移植を計画した。このように、組織の欠損量が大きい場合、ティッシュマネージメント後の良否が予測できないが、待時埋入では、再度ティッシュマネージメントが可能となるため、より理想的な条件に近づけることが可能となる。

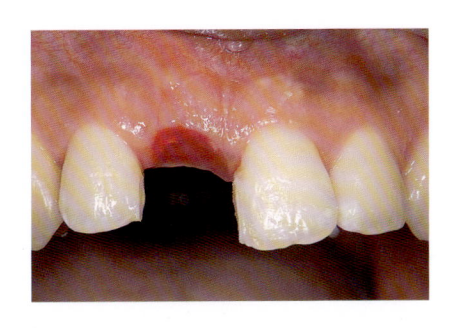

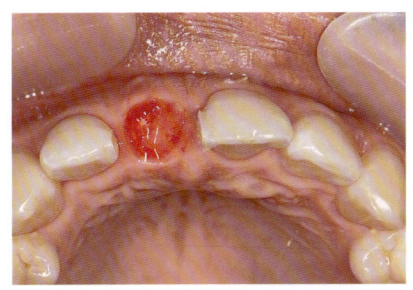

症例2-g｜症例2-h

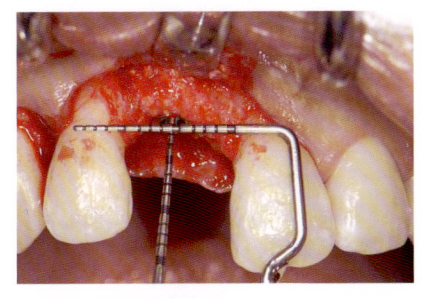

症例2-i　埋入位置は反対側天然歯のCEJより2mm深く埋入した。エクスターナルコネクションのインプラントでは3mmにする。

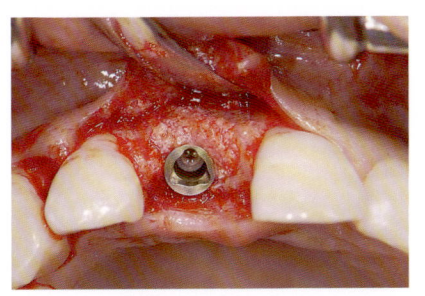

症例2-j　口蓋側寄りの起始点で、唇側に2mmの骨の厚さを確保し、唇側傾斜しないように慎重に埋入する。

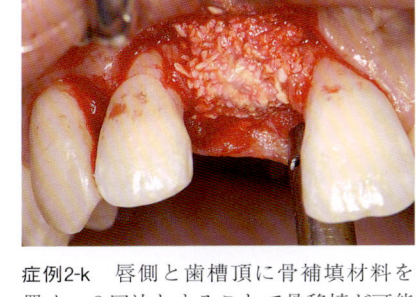

症例2-k　唇側と歯槽頂に骨補填材料を置く。2回法とすることで骨移植が可能となる。これも、骨膜減張切開を加えることで緊張なくフラップを縫合できる。

症例2-l　水平マットレス縫合と単純縫合により、緊張がない状態で縫合する。

症例2-m　十分なリッジが確保されたので、パンチングで二次手術を行う。メーカーの指定している円形パンチではなく、直径の小さなパンチを応用することで、軟組織を温存する。ヒーリングアバットメント連結し、二次手術終了。患者の妊娠・出産も重なり、抜歯から12ヵ月経過した。

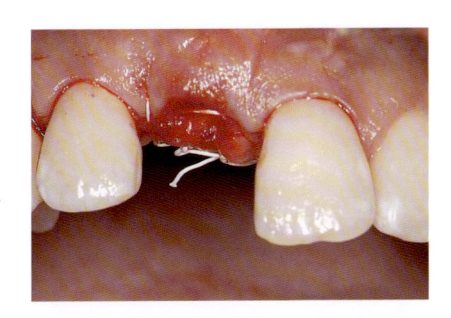

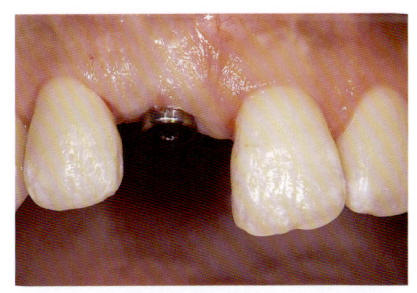

症例2-l｜症例2-m

77

シンポジウム 2

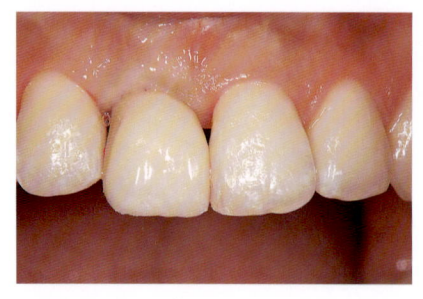

症例2-n インプラントレベルのプロビジョナルレストレーション装着時。始めは粘膜貫通部は過度の圧迫をせず、1週おきにレジンの添加、削合を行い、辺縁軟組織の形態修正を行う。プロビジョナル装着時に反対側同名歯より歯肉縁が歯冠側になければならない。

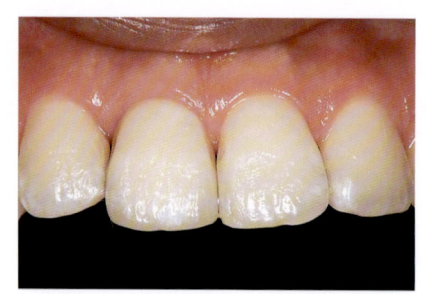

症例2-o | 症例2-p

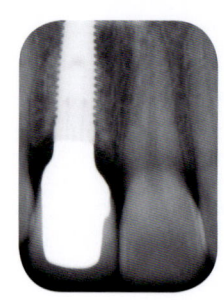

症例2-o、p 初診より3年、上部構造装着より2年の口腔内およびデンタルX線写真。辺縁軟組織は天然歯に調和している。アバットメントはプロセラジルコニアアバットメントとし、粘膜貫通部は陥凹形態とした。唇側の辺縁軟組織の退縮は見られない。

上顎側切歯の先天性欠損症例（症例3-a〜h）

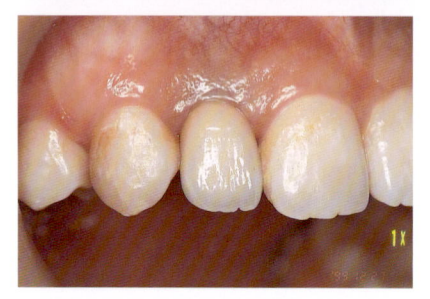

症例3-a 側切歯の先欠部のヒールドリッジに埋入し、上部構造装着後1ヵ月。歯頚線は調和が取れている。

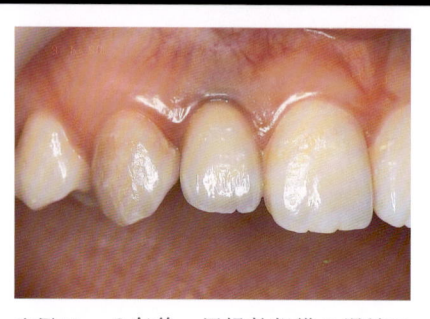

症例3-b 8年後、辺縁軟組織の退縮に伴う歯頚部のディスカラレーションが気になり再来。

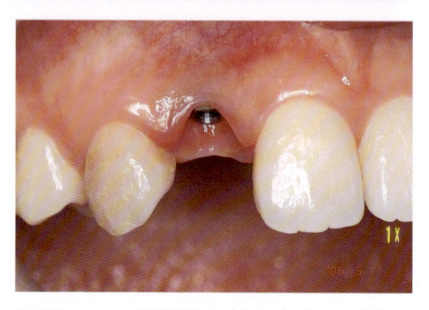

症例3-c 上部構造を外すとインプラントのフレンジ付近まで退縮が進行していた。

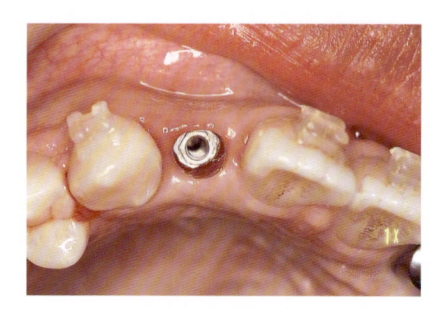

症例3-d 上部構造印象採得時咬合面観。唇側にまだ厚みが認められる。

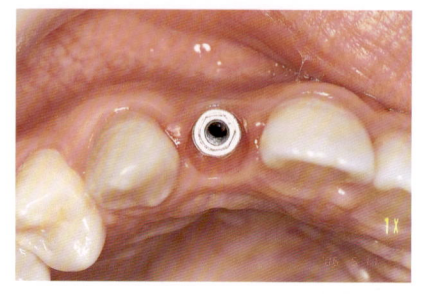

症例3-e 8年後の咬合面観、唇側の吸収が認められた。この唇側の吸収が辺縁軟組織を退縮させたものと考える。

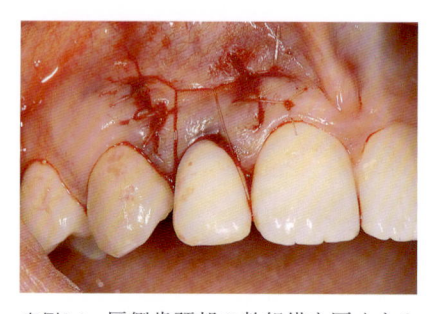

症例3-f 唇側歯頚部の軟組織を厚くするために、トンネルテクニックにてCTGを行った。

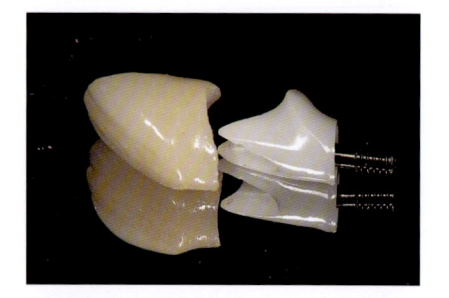

症例3-g | 症例3-h

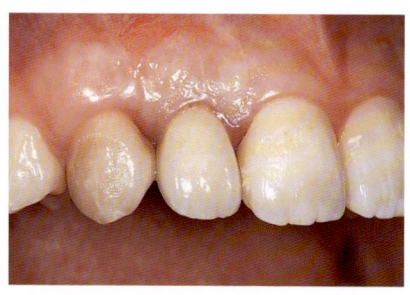

症例3-g ディスカラレーションを防ぐために、プロセラジルコニアアバットメントとオールセラミクスクラウンを用いた。最小限の唇側のカントゥアにより退縮を進行させない。

症例3-h CTGと上部構造の再製作によるリカバリーを行った。現在は歯頚線の調和も良好で、歯頚部のディスカラレーションも改善され、満足のいく結果が得られた。

上顎中切歯の新鮮歯根破折症例①（抜歯後待時インプラント埋入を適応）（症例4-a〜g）

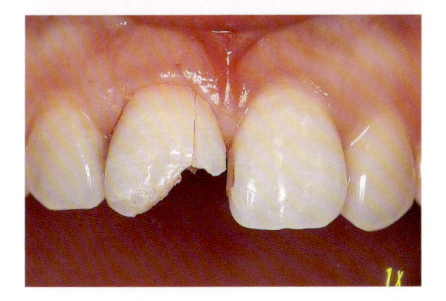

症例4-a　外傷にて歯冠-歯根破折。受傷後2週間ということで、診査・診断の結果、抜歯後即時インプラント埋入を計画した。Thin-scallopのバイオタイプであったが、周囲組織が温存されているため軟組織移植のみにとどめた。

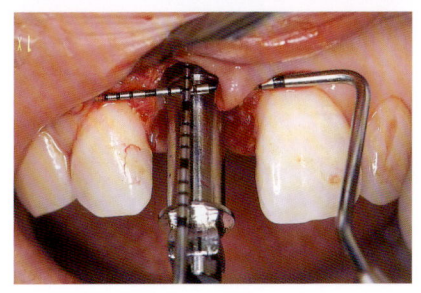

症例4-b　侵襲を最小限に抜歯を行ったが、唇側辺縁骨と埋入深度の確認のため歯肉弁を形成した。反対側中切歯CEJより3mmの位置に埋入した。

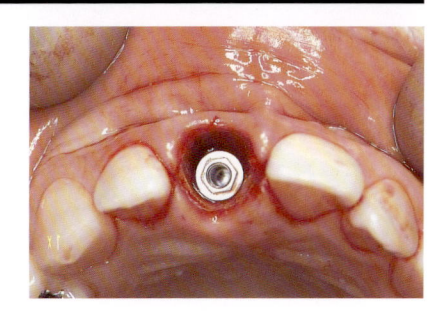

症例4-c　同咬合面観。唇側傾斜しないように口蓋側に埋入した。抜歯窩とインプラントのギャップは2mm以下で、外側までの距離は2mm以上確保している。

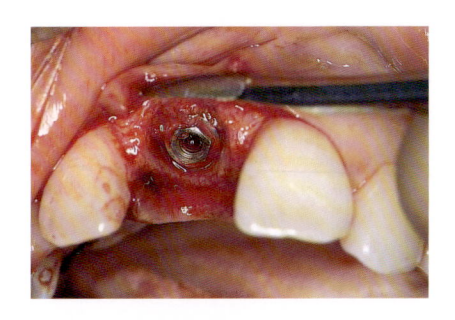

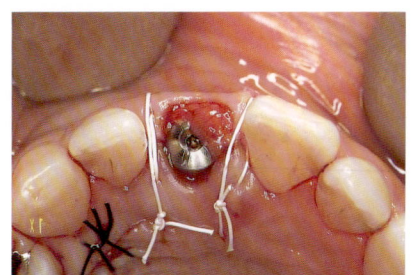

症例4-d　ドリリング時の切削骨を抜歯窩とインプラントのギャップに移植。

症例4-e　さらにフラップと唇側骨の間にトンネル形成をし、滑り込ませるようにCTGを行った。縫合はモディファイドバーチカルマットレススーチャーとした。

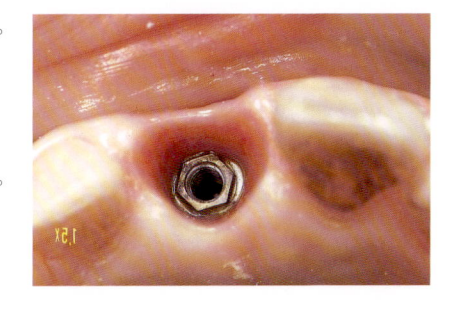

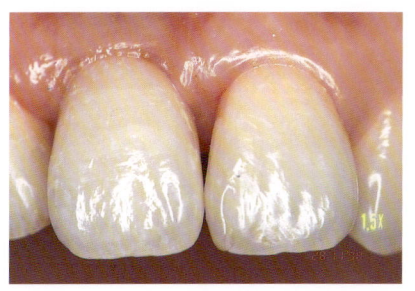

症例4-f　最終上部構造装着時の咬合面観。すでに抜歯後8ヵ月経過していたが、反対側と比較し、すでに唇側の吸収が起こっていた。

症例4-g　上部構造装着後20ヵ月経過時。抜歯後の束状骨の吸収に伴い、約1mmの辺縁軟組織の退縮が認められる。唇側のギャップおよび外側に移植する骨補填材料を考慮させられる症例となった。現在であれば、遅延吸収性ハイドロキシアパタイトなどを選択したであろう。

2）上顎側切歯の先天性欠損症例

症例3は、右上側切歯の先欠で矯正によりスペースを獲得し抜歯窩ではない顎堤に埋入した症例であるが（症例3-a〜e）、8年間の経過で唇側歯頸部付近の水平的吸収に伴い、辺縁軟組織の退縮が認められた。これは過去に示されたさまざまな報告と一致する。患者が治療後に歯科技工士になり、審美的要求も高まったため、結合組織移植により、リカバリーを行った（症例3-f〜i）。

3）上顎中切歯の新鮮歯根破折症例①（抜歯後待時埋入を適応）

症例4-a〜gにおいては新鮮歯根破折で、唇側歯槽骨が温存されている症例である。抜歯窩の唇側のスペースは約2mmで埋入深度、傾斜度も理想的と思われ、スペースに切削自家骨および結合組織移植を行ったが、1年後には軟組織の退縮が認められた。

シンポジウム2

上顎中切歯の新鮮歯根破折症例②（抜歯後即時インプラント埋入を適応）（症例5-a～i）

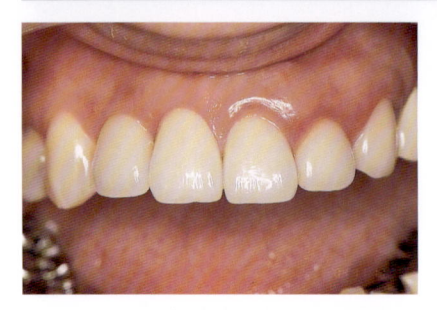

症例5-a 上顎左側側切歯が歯根破折する前の正面観。右上側切歯はインプラント手術後7年経過している。右側の辺縁軟組織が退縮し、歯頸線が不揃いである。

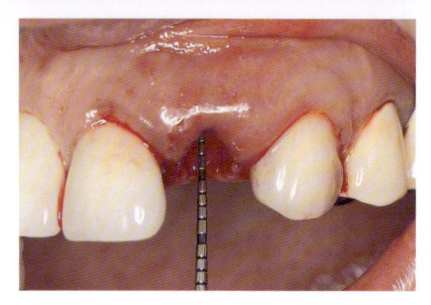

症例5-b 3ヵ月後、上顎左側側切歯部に膿瘍形成のため来院。近心隣接歯根の縦破折が確認されたため、抜歯後即時インプラント埋入を計画した。幸い唇側骨は温存されており、比較的厚い歯周組織であったため、特に追加的ティッシュマネージメントは行わなかった。

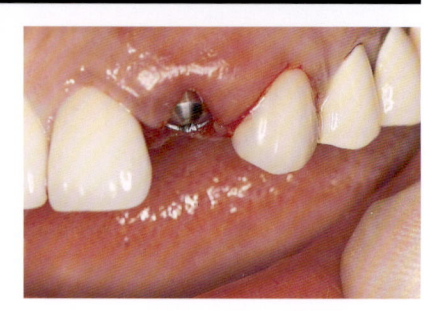

症例5-c 埋入後正面観。隣接歯CEJより3mmにフィクスチャーのフレンジトップを合わせ、ヒーリングアバットメントを連結し、1回法とした。症例4で経験した歯肉退縮を見越し、反対側側切歯に歯肉外形線は一致するであろうと予測した。

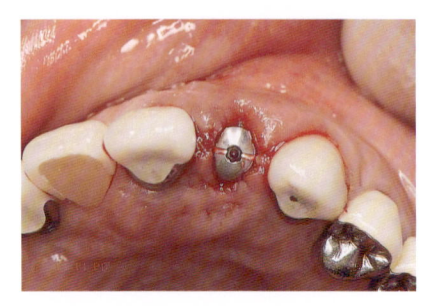

症例5-d 同咬合面観。唇側骨より2mm口蓋側寄りに埋入した。このとき移植などの追加処置は行っていない。

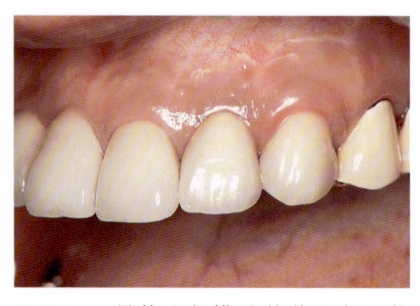

症例5-e 最終上部構造装着2年。約1.5mmの退縮が起こった。

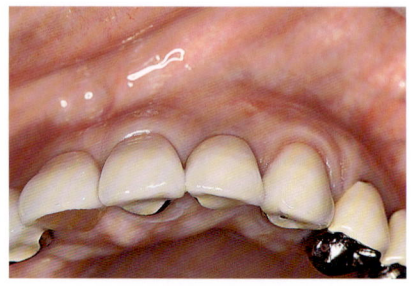

症例5-f 同咬合面観。唇側の硬・軟組織の吸収が確認できる。もちろんすべての同様の症例で吸収するとは限らないが、軟組織の厚みだけではなく、唇側骨の厚みも術前または術中に確認するのが望ましい。

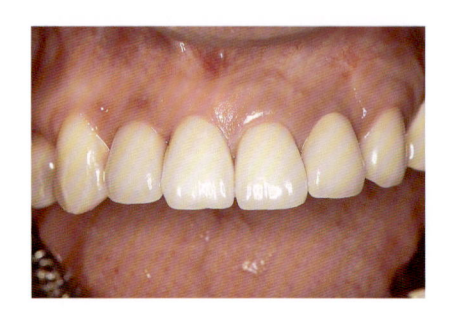

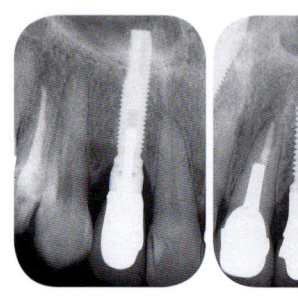

| 症例5-g | 症例5-h | 症例5-i |

症例5-g～i 上部構造装着後（右側側切歯術後10年、左側側切歯術後3年）。口腔内写真およびデンタルX線写真。右側は待時埋入、左側は即時埋入であったが、術前との比較では、テイッシュマネージメントを行わなかった左側の退縮が大きい。

4）上顎中切歯の新鮮歯根破折症例②（抜歯後即時埋入を適応）

また、同様に左上側切歯の歯根破折症例で唇側に歯槽骨が温存されている抜歯後即時インプラント埋入（症例5）において、比較的厚い歯周組織のため、自家骨移植のみで対処した。しかしながら、症例4と同様の経過をたどり軟組織の退縮をきたした。3年後、皮肉にも10年経過した反対側の側切歯部のインプラントの歯頸線とほぼ一致した。

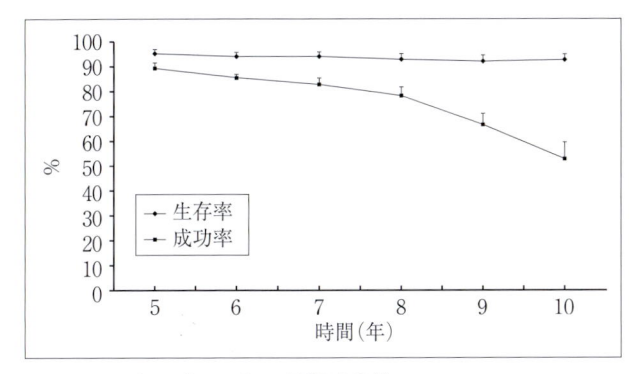

図1 HAインプラントの長期予後[9]。

表1 5、8、10年後の累計的な生存率および成功率[9]

時間（年）	生存率（％）	成功率（％）
5	94.4 ± 1.5*	89.9 ± 1.9
8	93.7 ± 1.6	79.1 ± 2.8
10	92.8 ± 1.8	54 ± 5.7

*標準誤差。

抜歯後即時インプラント埋入の考慮事項

1）抜歯後即時インプラント埋入の注意点

　治癒期間の短縮と外科侵襲の軽減の観点から有利である抜歯後即時インプラント埋入は、慎重に抜歯を行い、自家骨移植を行っても経年的な軟組織の退縮は多かれ少なかれ起きてしまうため、審美領域における適応症は限定され、より慎重を期さなければならない。

　一方、HAインプラントを用い、抜歯後即時埋入の適応症の拡大を図る考え方もある。確かに、HAの特性を最大限に生かした手法であり、短期間に治療が終了できる可能性がある。しかし、Artziら[9]は、HAインプラントの5年後の生存率は94.4％、成功率は89.9％で良好であるものの、10年後においては、生存率は92.8％だが、成功率は54％であったと報告している（図1、表1）。そして、その理由はHA特有のマージナルボーンロスであった。このように、過去のHAインプラントでは、その長期予後に否定的な論文が多数存在しているのも事実である。ただ、現在のHAインプラントは、高結晶化されたものや、ナノ粒子化したものであり、過去のHAインプラントの性状とは違うものである。これらのインプラントに関しては、中・長期的予後の報告を待ちたいと筆者は考えている。

2）抜歯後即時インプラント埋入におけるティッシュマネージメント

　審美領域、特に上顎前歯部においては、臼歯部に比べ解剖学的に顎骨基底部の幅が狭い場合が多く、抜歯に伴う歯槽骨の吸収も避けられないため、より困難にしている。そして骨に裏付けられた退縮しない軟組織を獲得できなければ、長期に安定した治療結果は得られない。そのために必要な外科および上部構造を用いたティッシュマネージメントをまとめると、以下のようになる。

①GBRや骨移植などの骨再生療法または矯正的挺出により垂直的骨増大を図り、歯間部の骨の高さを歯冠側に増大する。

②軟組織移植により軟組織の厚さとボリュームを増加させる。

③GBRや骨移植を行うことでMGJが歯冠側に移動し、角化粘膜が減少する。可動性の歯槽粘膜になっている場合は軟組織移植を行い、十分な角化組織を持った非可動性粘膜に改善する。

④術後の一定の辺縁歯肉対縮は避けられないため、反対側同名歯歯頸線より0.5～0.7mm歯冠側にし、そのため補綴前に軟組織増大手術を追加し、過剰なボリュームを確保しておく[10]。

⑤プロビジョナルによるSoft tissue sculptingを行う際は、軟組織への加圧は徐々に増し、最終的な歯頸部カントゥアの形態に修正して軟組織を誘導する[11]。加圧は歯間部軟組織への側方加圧とし、唇側方向には過剰な圧をかけない（Concave profile）。

⑥隣在歯が修復により形態修正が可能な場合、歯間部骨頂とコンタクトポイントの距離を減少させる（Tapered → Square form）。

⑦審美性の要求される部位では、6ヵ月以上プロビジョナルレストレーションを装着し、周囲軟組織の安定を待ってから最終補綴物に移行する[10,12,13]。

上顎両側犬歯先天性欠損症例（症例6-a〜k）

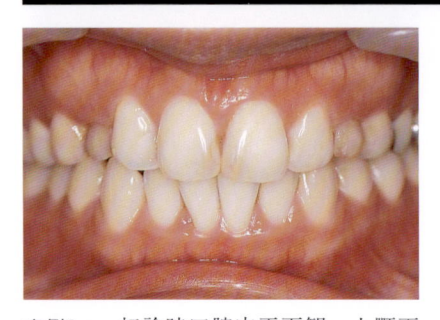

症例6-a　初診時口腔内正面観。上顎両側犬歯の先欠で乳犬歯が晩期残存している。ブリッジは回避したいとのことで、インプラント治療を希望した。矯正治療にて犬歯埋入のための近遠心的スペースを確保し、埋入予定部の唇側には十分な骨が存在しており、ティッシュマネージメントを行わずに埋入を計画した。

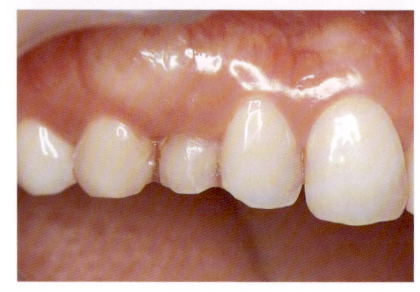

症例6-b　同右側側方面観。歯根吸収のためボンディング材で暫間固定をしている。

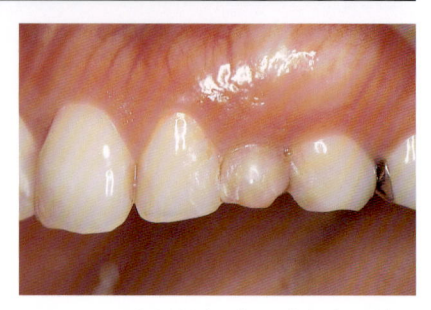

症例6-c　同左側側方面観。右側と同様に、唇側歯頸部付近に十分な厚い骨が確認できる。

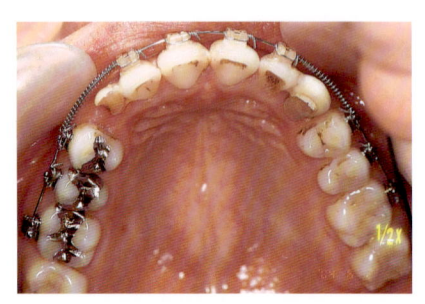

症例6-d　矯正治療にて埋入スペースが確保された。

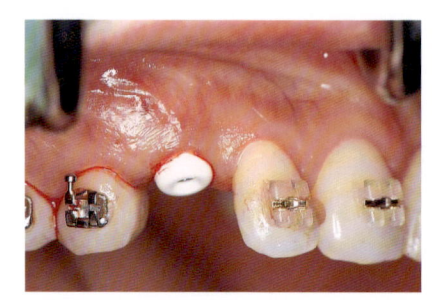

症例6-e　右側犬歯相当部。唇側傾斜しないように、側切歯CEJより2mmの位置に埋入した。

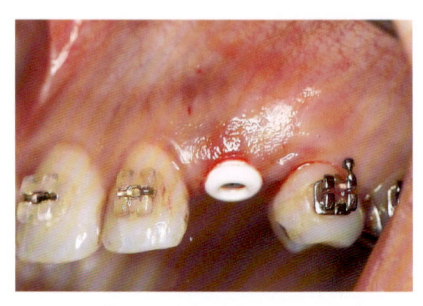

症例6-f　左側犬歯相当部。埋入時点では辺縁軟組織のマージンは歯冠側に位置しているが、埋入深度の影響で周囲組織のリモデリングが起こり、辺縁軟組織が退縮してくる。

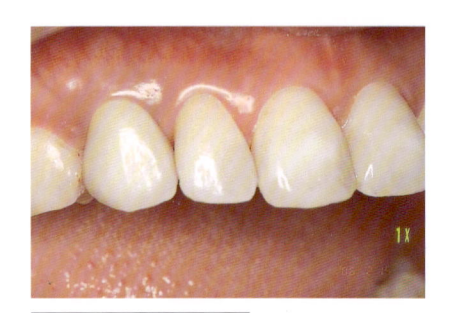

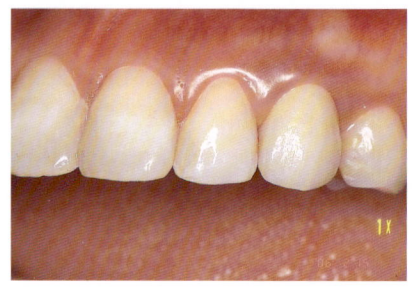

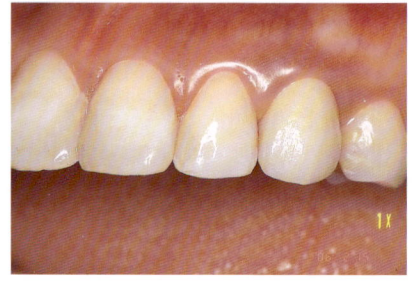

症例6-g　症例6-h

症例6-g、h　上部構造装着時左右側方面観。プロビジョナルレストレーションにて徐々に唇側に圧迫を加え、歯根方向に歯肉縁を意図的に退縮させていく。前歯部の歯頸線の調和が取れるように、ティッシュスカルプティングを行い、その粘膜貫通部のカントゥアを再現したカスタム印象用コーピングにて印象採得し、上部構造を完成させた。

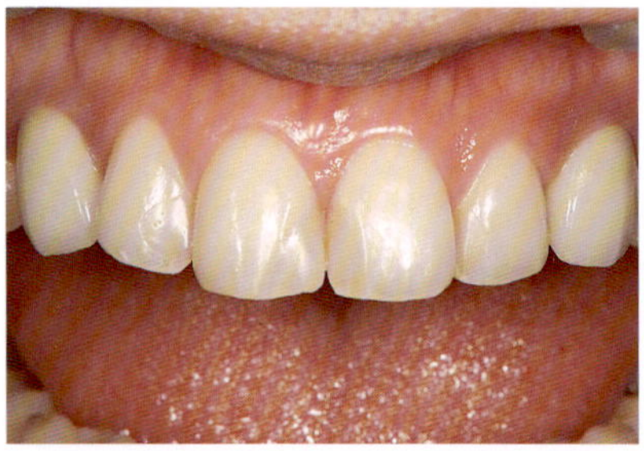

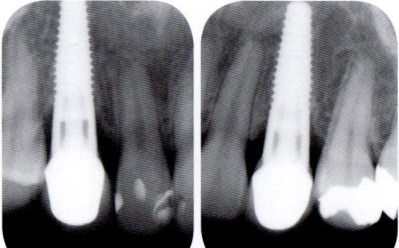

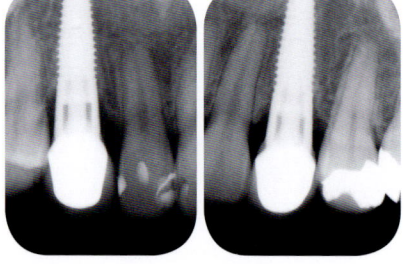

症例6-i　症例6-j　症例6-k

症例6-i〜k　上部構造装着後2年6ヵ月の口腔内およびデンタルX線写真。2年半に渡り、両側犬歯相当部のインプラントの唇側軟組織は維持されている。

上顎右側中切歯に矯正的挺出および抜歯後即時インプラント埋入を行った症例（症例7-a〜l）

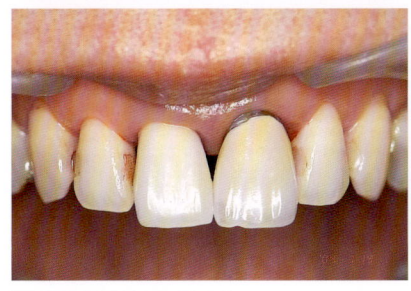

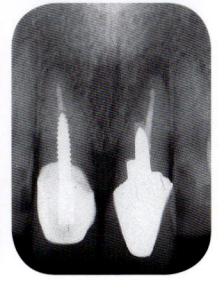

症例7-a｜症例7-b
症例7-a、b　初診時の口腔内およびデンタルX線写真。両側中切歯に初期の歯周炎と左側中切歯の根管にパーフォレーションと根尖部にX線透過像を認める。左側中切歯は保存不可能と診断し、抜歯後インプラントにより補綴する計画とした。

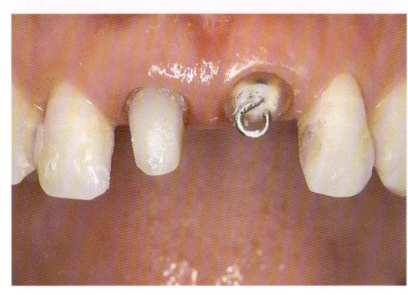

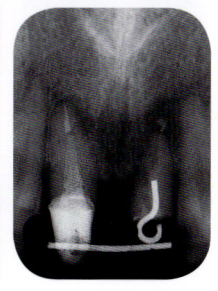

症例7-c｜症例7-d
症例7-c、d　歯周初期治療後右側中切歯歯肉縁より根尖側に2mmほど退縮したため、矯正的挺出を行うこととした。矯正治療開始時口腔内写真および挺出後のデンタルX線写真。

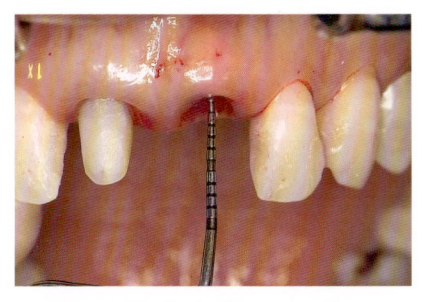

症例7-e　埋入時正面観。矯正後3ヵ月固定し、周囲組織の安定を図り、抜歯を行った。抜歯後の歯肉縁は右側中切歯と一致し、唇側側歯槽骨縁は歯肉縁下2mmに位置していた。インプラントの埋入深度は縁下4mmに設置した。

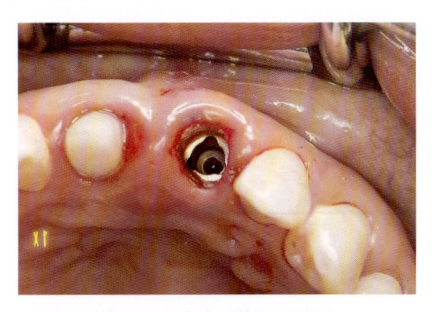

症例7-f　埋入時咬合面観。唇側に2mmの距離を確保し、口蓋側寄りに埋入した。抜歯窩とインプラントのギャップとトンネル形成した骨膜下と唇側骨外側との間に遅延吸収性ハイドロキシアパタイトの移植を行った。

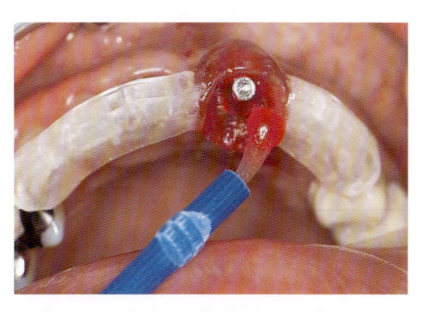

症例7-g　40Ncmの埋入トルクとISQ 70の数値が得られたので、プロビジョナルレストレーションを装着することとした。サージカルガイドを改造し、インプラントに印象用コーピングを連結し、インデックス採得を行った。

3）抜歯後即時インプラントの埋入位置

さらに、インプラントの三次元的埋入位置とできるだけ傾斜させないことが重要になる。
①インプラントの埋入位置
・唇側に2mmの骨の厚さを温存する（HDD 2mm）。
・インプラント-天然歯間で2mm、インプラント-インプラント間で3mm以上離す[14〜16]。
②インプラントの埋入深度
・歯槽突起の角度が理想的な場合、隣接CEJより2〜3mm。
・歯槽突起の角度が傾斜している場合、隣接CEJより3〜4mm。
以上を考慮し、治療した症例を紹介する。

症例6は、上顎両側犬歯が先天性欠損で、乳歯晩期残存症例であり、インプラント埋入のスペース確保のため矯正治療を行い、その後十分な高さの唇側歯肉と厚さの唇側骨があるため、特にティッシュマネージメントは行わず、抜歯後即時インプラント埋入とした。7ヵ月後には上部構造が装着された。適度な唇側軟組織の退縮により、審美的な歯頸線が形成された。

4）抜歯後即時インプラント埋入のプロビジョナルレストレーション

症例7は、左上中切歯が根管の問題と穿孔が、メタルコアの延長上に認められる。周囲軟硬組織の垂直的造成を目的に矯正的挺出を行い、その後抜歯後即時インプラント埋入を行った。このとき同時に抜歯窩インプラントの唇側のギャップに遅延吸収性アパタイトの充填を行った。埋入手術の同日にプロビジョナルを装着した。6ヵ月後に最終印象を行い、上部構造を装着した。

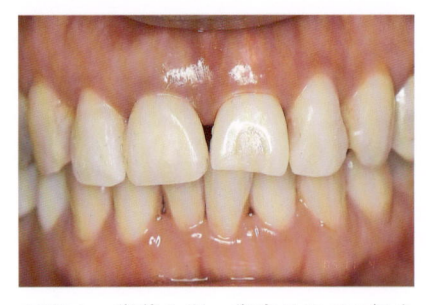

症例7-h　術後1週、術当日にCO偏心運動時干渉がないよう調整されたプロビジョナルを装着した。治癒状態は良好である。

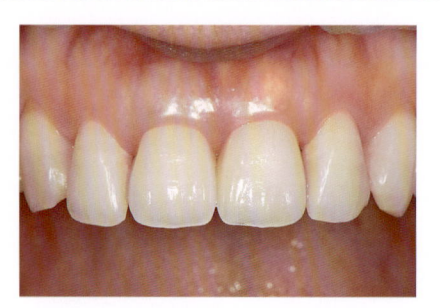

症例7-i │ 症例7-j

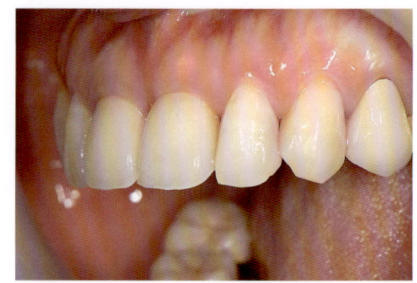

症例7-i、j　初診より4年半、最終上部構造装着より3年8ヵ月後の口腔内写真。正面観および側方面観により、反対側天然歯とインプラントは審美的にも調和していることがわかる。

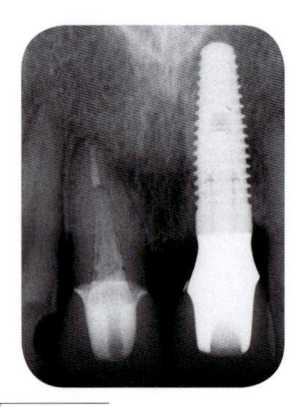

症例7-k │ 症例7-l

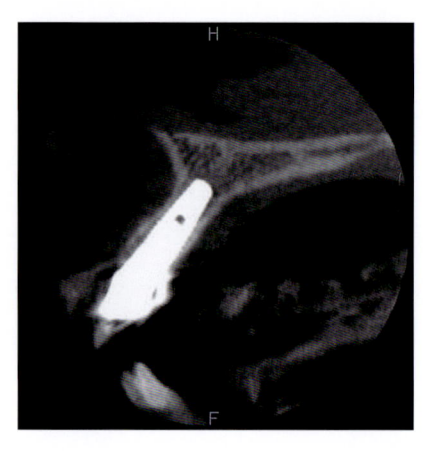

症例7-k、l　術後デンタルX線写真およびCT画像。アバットメントは粘膜貫通部においてConcave Shape Designとし、周囲軟組織にランニングルームを確保している。CT画像では十分な唇側骨が確認できる。

まとめ

　審美領域に共通して言えることは、唇側辺縁軟組織の退縮は、組織のバイオタイプ、唇側骨の厚み（HDD-2mm）、インプラント埋入位置と角度に影響を受けるため慎重に行う。また、抜歯後即時埋入時の注意点としては、4壁性で条件を満たしていると考えられる症例であっても、東洋人においてはthin-scallop bio-typeが多いため、インプラントと抜歯窩内のギャップおよび外側に遅延吸収型ハイドロキシアパタイトの移植およびCTGを併用し、辺縁歯肉の退縮を最小限にする[17〜19]。

　また、即時埋入適応症例で、唇側組織の若干の吸収をきたし埋入条件が悪い場合は、矯正的挺出を抜歯に先立って行い、歯間方向に組織の増大を行っておく。また、待時埋入を選択する場合、ソケットプリザベーションは有効である[20〜22]。

　残存骨壁が少なく、特に口蓋側も喪失している場合は、抜歯後即時または抜歯窩の軟組織治癒後、骨移植やGBRにて組織造成を行い、抜歯後早期または待時埋入を行う。

　日本においては、健康保険制度により抜歯基準が他国と比べて甘く、仮に抜歯と診断されても、患者の強い要望で抜歯できない場合があり、そのため多くの組織を失ってからインプラント埋入を余儀なくされ、審美領域の多くの抜歯予定部位はティッシュマネージメントが必要になる。そのため抜歯後即時インプラント埋入の適応症は少なく、さらにティッシュマネージメントを何もしない症例はさらに限られる。

　今回提示した症例は、抜歯後即時インプラント埋入における失敗症例から学んだことを教訓にし、症例選択を吟味した結果、幸いにも審美的な結果を得ることができた。これらの経験からもわかるように、抜歯後即時インプラントの埋入ポジションは非常に厳密なため、難易度が高くない症例で多くの経験を積んだうえで取り組まれることを切に願う。

参考文献

1. Proceedings of the 2006 AO Consensus Conference on the State of the Science on Implant Dentistry. Int J Oral Maxillofac Implants 2007; (suppl): 1-226.
2. Araújo MG, Sukekava F, Wennström JL, Lindhe J. Ridge alterations following implant placement in fresh extraction sockets: an experimental study in the dog. J Clin Periodontol. 2005; 32(6): 645-652.
3. Botticelli D, Persson LG, Lindhe J, Berglundh T. Bone tissue formation adjacent to implants placed in fresh extraction sockets: an experimental study in dogs. Clin Oral Implants Res. 2006; 17(4): 351-358.
4. Gotfredsen K. A 5-year prospective study of single-tooth replacements supported by the Astra Tech implant: a pilot study. Clin Implant Dent Relat Res. 2004; 6(1): 1-8.
5. Schropp L, Isidor F, Kostopoulos L, Wenzel A. Patient experience of, and satisfaction with, delayed-immediate vs. delayed single-tooth implant placement. Clin Oral Implants Res. 2004; 15(4): 498-503.
6. Kois JC. Predictable single tooth peri-implant esthetics: five diagnostic keys. Compend Contin Educ Dent. 2001; 22(3): 199-206.
7. Kan JY, Rungcharassaeng K, Umezu K, Kois JC. Dimensions of peri-implant mucosa: an evaluation of maxillary anterior single implants in humans. J Periodontol. 2003; 74(4): 557-562.
8. Schropp L, Kostopoulos L, Wenzel A. Bone healing following immediate versus delayed placement of titanium implants into extraction sockets: a prospective clinical study. Int J Oral Maxillofac Implants. 2003; 18(2): 189-199.
9. Artzi Z, Carmeli G, Kozlovsky A. A distinguishable observation between survival and success rate outcome of hydroxyapatite-coated implants in 5-10 years in function. Clin Oral Implants Res. 2006; 17(1): 85-93.
10. Grunder U. Stability of the mucosal topography around single-tooth implants and adjacent teeth: 1-year results. Int J Periodontics Restorative Dent. 2000; 20(1): 11-17.
11. Paul SJ, Jovanovic SA. Anterior implant-supported reconstructions: a prosthetic challenge. Pract Periodontics Aesthet Dent. 1999; 11(5): 585-590.
12. Bengazi F, Wennström JL, Lekholm U. Recession of the soft tissue margin at oral implants. A 2-year longitudinal prospective study. Clin Oral Implants Res. 1996; 7(4): 303-310.
13. Small PN, Tarnow DP. Gingival recession around implants: a 1-year longitudinal prospective study. Int J Oral Maxillofac Implants. 2000; 15(4): 527-532.
14. Jovanovic SA, Paul SJ, Nishimura RD. Anterior implant-supported reconstructions: a surgical challenge. Pract Periodontics Aesthet Dent. 1999; 11(5): 551-558.
15. Saadoun AP, LeGall M, Touati B. Selection and ideal tridimensional implant position for soft tissue aesthetics. Pract Periodontics Aesthet Dent. 1999; 11(9): 1063-1072.
16. Tarnow DP, Cho SC, Wallace SS. The effect of inter-implant distance on the height of inter-implant bone crest. J Periodontol. 2000; 71(4): 546-549.
17. Chen ST, Wilson TG Jr, Hämmerle CH. Immediate or early placement of implants following tooth extraction: review of biologic basis, clinical procedures, and outcomes. Int J Oral Maxillofac Implants. 2004; 19 Suppl: 12-25.
18. Sclar AG. Strategies for management of single-tooth extraction sites in aesthetic implant therapy. J Oral Maxillofac Surg. 2004; 62(9 Suppl 2): 90-105.
19. Belser UC, Schmid B, Higginbottom F, Buser D. Outcome analysis of implant restorations located in the anterior maxilla: a review of the recent literature. Int J Oral Maxillofac Implants. 2004; 19 Suppl: 30-42.
20. Lekovic V, Camargo PM, Klokkevold PR, Weinlaender M, Kenney EB, Dimitrijevic B, Nedic M. Preservation of alveolar bone in extraction sockets using bioabsorbable membranes. J Periodontol. 1998; 69(9): 1044-1049.
21. Iasella JM, Greenwell H, Miller RL, Hill M, Drisko C, Bohra AA, Scheetz JP. Ridge preservation with freeze-dried bone allograft and a collagen membrane compared to extraction alone for implant site development: a clinical and histologic study in humans. J Periodontol. 2003; 74(7): 990-999.
22. Wang HL, Kiyonobu K, Neiva RF. Socket augmentation: rationale and technique. Implant Dent. 2004; 13(4): 286-296.

Glossary of Oral and Maxillofacial Implants

インプラント辞典

編者：William R. Laney
監訳者：勝山英明

インプラント辞典（Glossary of Oral and Maxillofacial Implants）は国際的なインプラントコミュニティのもっとも新しい考えと知見に関する最初のリファレンスガイドである。中ではインプラントに関連する2,000の用語の定義と解説を行う。詳細なイラストと写真により視覚的に理解を深める。

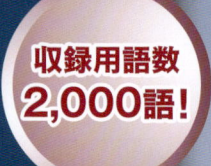

収録用語数 2,000語！

学会（AO、AAP、ACP、EAO）が推薦する、唯一の全世界共通辞典！

カラーイラスト・写真付

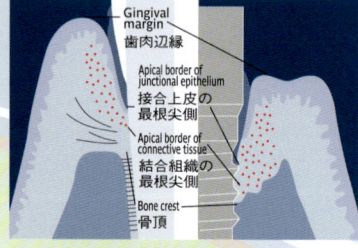

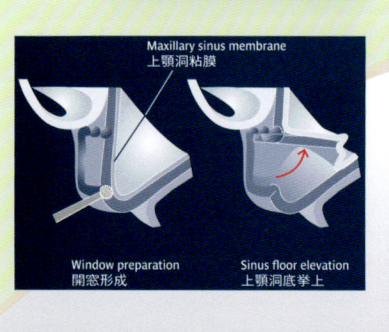

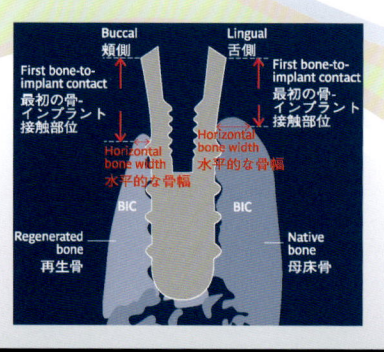

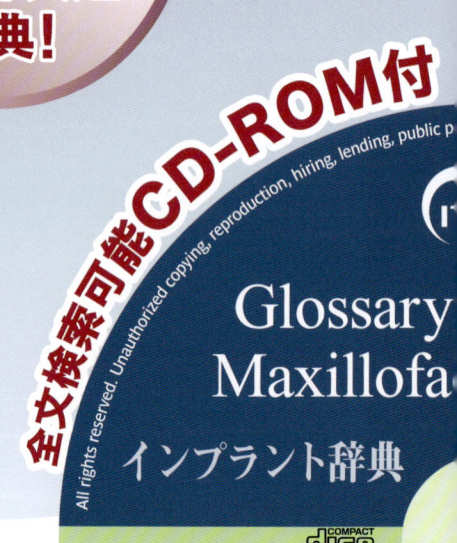

全文検索可能CD-ROM付

Endorsing Organizations:
- Academy of Osseointegration
- American Academy of Periodontology
- ACP American College of Prosthodontists
- EAO European Association for Osseointegration

● サイズ：B5判変型　● 212ページ　● 定価：16,800円（本体16,000円・税5%）

クインテッセンス出版株式会社
〒113-0033　東京都文京区本郷3丁目2番6号　クイントハウスビル
TEL 03-5842-2272（営業）　FAX 03-5800-7592　http://www.quint-j.co.jp/　e-mail mb@quint-j.co.jp

シンポジウム3

秋本　健
船登彰芳

抜歯後即時インプラント埋入における現在の挑戦

Current Challenges of Immediate Implants

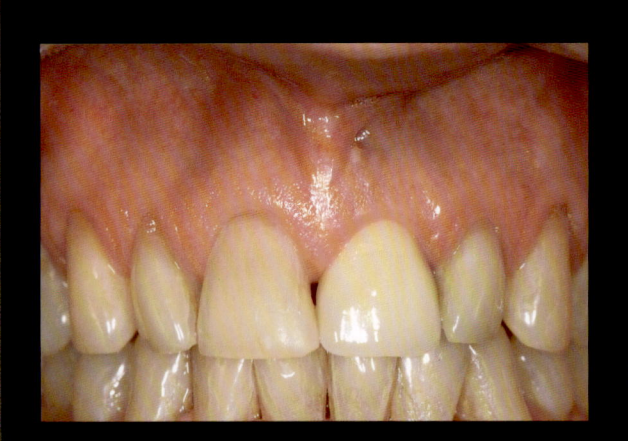

秋本　健
(米国・ベルビュー開業、
ワシントン大学歯周病科)

Ken Akimoto
(Private Practice, Bellevue, WA.
University of Washington, Department of Periodontics)

はじめに

　抜歯後即時インプラント埋入は利点の多い術式であるが、抜歯に伴う顎堤吸収という生理的現象が発生することを避けることはできない(図1)。問題は、顎堤吸収がすべての症例で等しく生じるのではないことである。では、どのような場合に顎堤が吸収する可能性が高い、もしくは顎堤吸収の結果重大な審美的問題を引き起こす可能性が高いのであろうか。筆者は図2に示すような要因を検討することで、症例ごとのリスクを検討して、処置に反映させるようにしている。

診査・診断基準とリスク評価

　はじめに考慮するのが、リップラインの高さである(図3)。若い女性で大きく笑ったときに歯肉が3mmほど見えるのが標準と一般的に考えられているが、実際のリップラインは人によって大きく異なる。男性より女性のほうが高いリップラインを有する比率が多く、年齢を重ねるに従ってその比率は低下する[1]。まずは問診の際に十分注意し、普段や笑ったときの歯肉縁の見え方を観察し、抜歯後即時インプラント埋入の結果として該当歯の歯肉縁が根尖側に移動したり、インプラントと天然歯との間の歯間乳頭に変化があった場合の影響について考える。これは、後から写真などで判断することは難しいので、診査の際にきちんと見ておく必要がある。

　歯周組織には Thick and Flat と Thin and Scalloped という2つのバイオタイプが存在する。極端な例を図4に挙げたが、実際にはこの2つの間に無数の中間があるので難しい。113名の上顎中切歯の臨床的歯冠長と歯冠幅径の比率を調べた研究[2]によると、この比率は標準分布を描き、幅の広いほう(Thick and Flat)の10%と、幅

抜歯後即時インプラント埋入における現在の挑戦

抜歯後即時インプラント埋入を行ったのち顎堤吸収を起こした症例（図1-a〜d）

| 図1-a | 図1-b |

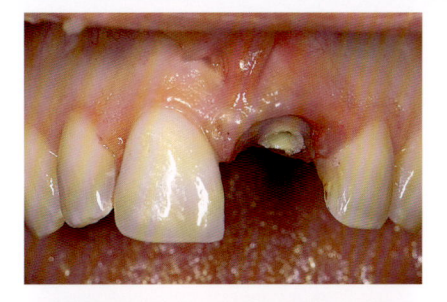

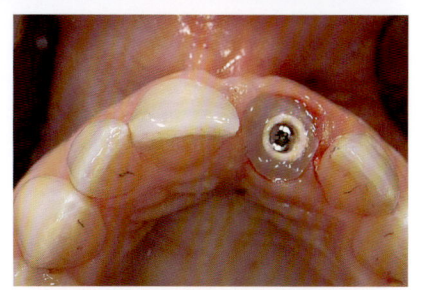

図1-a、b　術直後の状態。

| 図1-c | 図1-d |

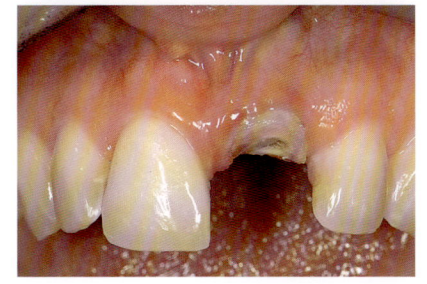

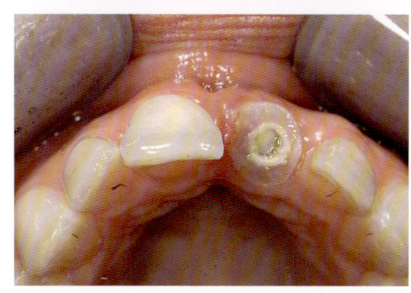

図1-c、d　術後3ヵ月の状態。唇側からの顎堤吸収が著しいことがわかる。

	High	Low
Lipline	High	Low
Biotype	Thin	Thick
Tooth cond.	Bad	Good
Position	Facial	Palatal
Tooth #	Central	Canine
GM	Apical	Coronal

図2　顎堤吸収に関するリスクファクター。

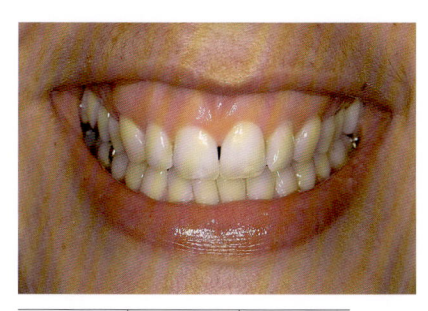

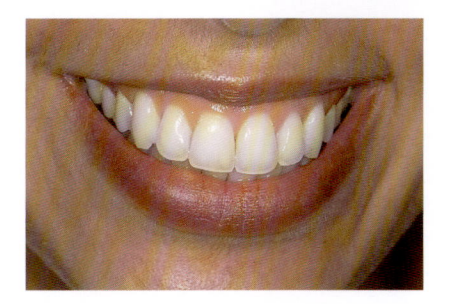

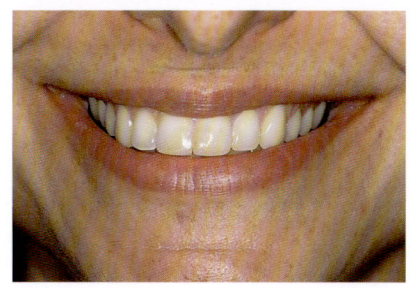

| 図3-a | 図3-b | 図3-c |

図3-a〜c　a：ハイリップライン、b：ミドルリップライン、c：ローリップライン。一般的に若い女性はリップラインが高い人の割合が多い。年齢を重ねるほどにリップラインは低下していく。

| 図4-a | 図4-b |

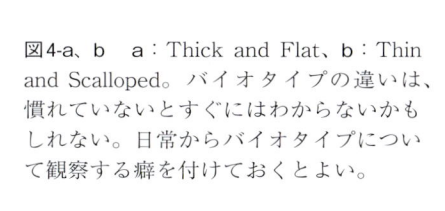

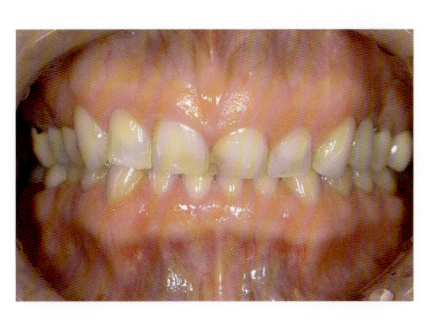

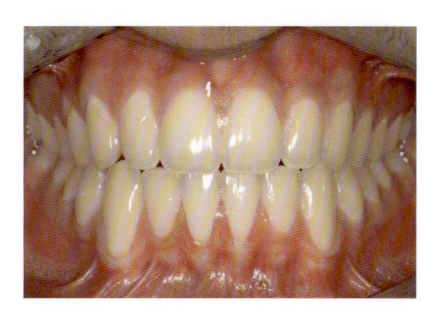

図4-a、b　a：Thick and Flat、b：Thin and Scalloped。バイオタイプの違いは、慣れていないとすぐにはわからないかもしれない。日常からバイオタイプについて観察する癖を付けておくとよい。

89

他院で抜歯後即時埋入された位置不良のインプラント（図5-a〜d）

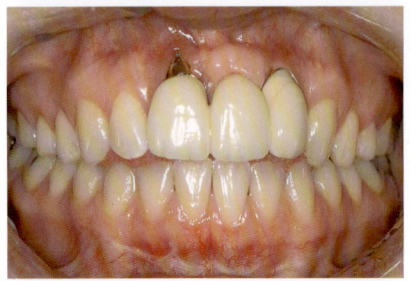

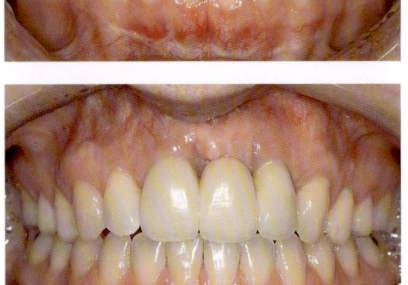

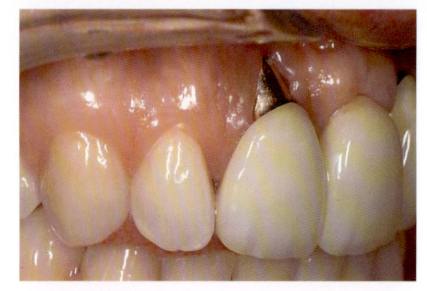

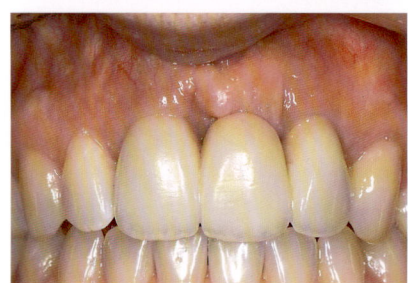

図5-a、b　他院で抜歯後即時埋入されたインプラント。歯牙の位置が唇側にあったのかもしれないが、インプラントがずいぶん唇側に埋入されている。このような場合、修復するのはほぼ不可能である。

図5-c、d　歯肉移植および再補綴後1年の状態。

上下顎に結合組織移植を行った症例（図6-a〜d）

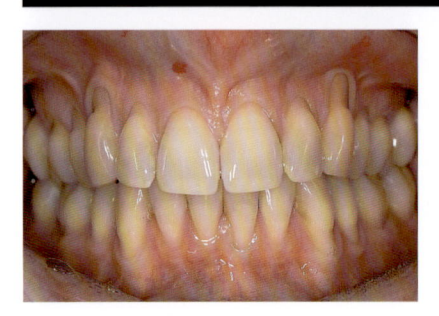

図6-a　術前の状態。

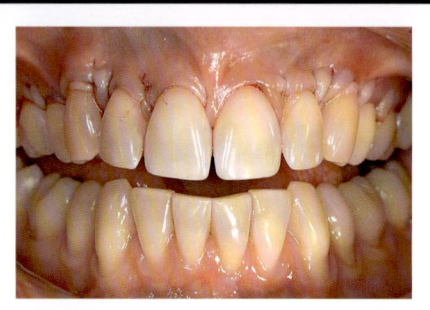

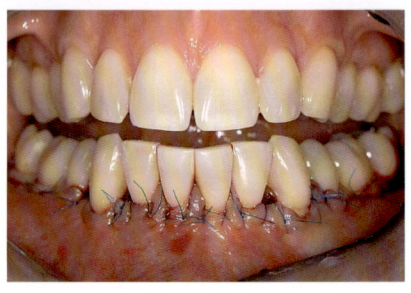

図6-b、c　術直後（上顎と下顎は分けて手術を行った）。根面の被覆と同時に歯肉の厚みも増す目的で結合組織移植を行った。

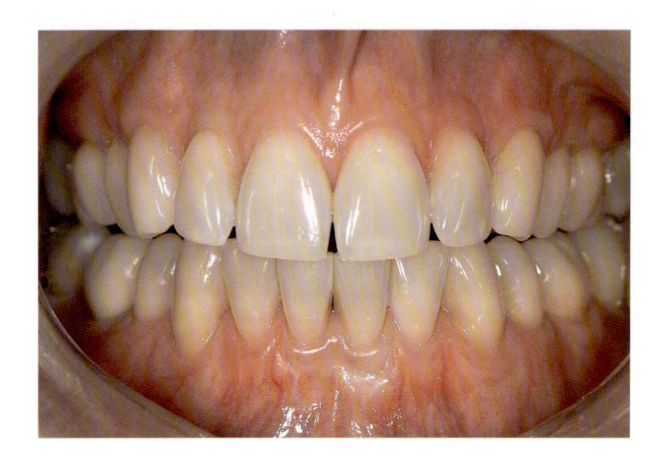

図6-d　術後（上顎2年、下顎1年）。根面の被覆に注目しがちであるが、歯周組織の厚みが増していることに注目。

の狭いほう（Thin and Scalloped）の10%では、それぞれ0.88と0.56であったことが報告されている。Thin and Scallopedの歯周組織は、歯周外科など歯周組織に対する侵襲に対してデリケートであることが経験上わかっている。これは、上記の研究においてThin and ScallopedがThick and Flatと比較して有意に唇側の歯肉退縮が認められたことからも裏付けられている。

左上側切歯に抜歯後即時インプラント埋入を行った症例（図7-a〜i）

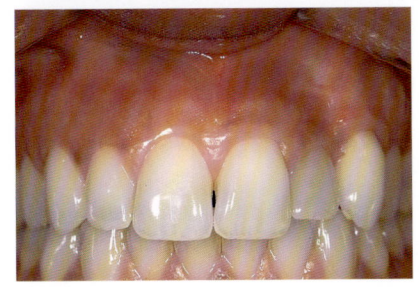

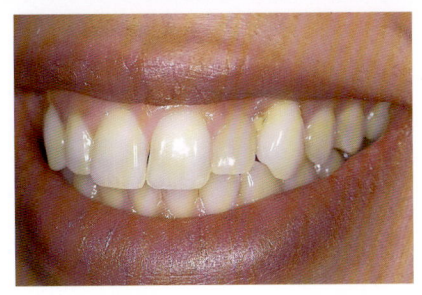

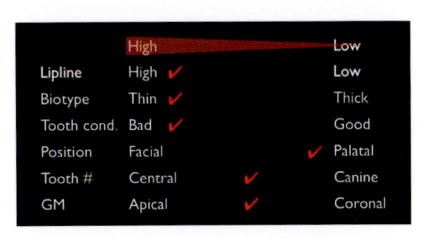

		High		Low
Lipline		High ✓		Low
Biotype		Thin ✓		Thick
Tooth cond.		Bad ✓		Good
Position		Facial		Palatal ✓
Tooth #		Central ✓		Canine
GM		Apical ✓		Coronal

図7-a〜c　術前の状態およびリスクファクター。左上側切歯は2回の歯根端切除の既往があり、歯内療法専門医から抜歯を勧められて来院。若干口蓋寄りに歯牙が位置している以外は、リスクが高いことがわかる。

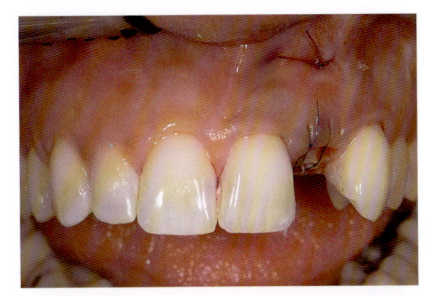

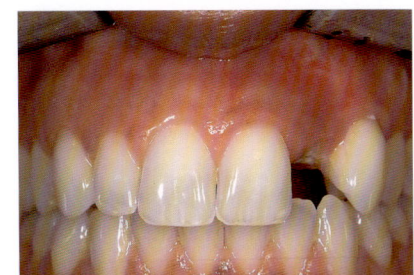

図7-d　術直後の状態。

図7-e　術後3ヵ月。歯肉縁の位置に注目。

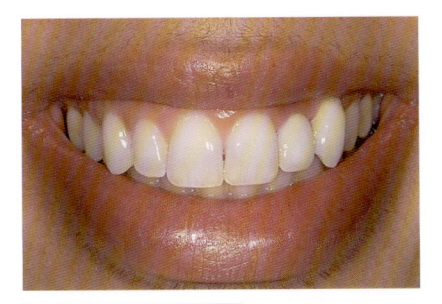

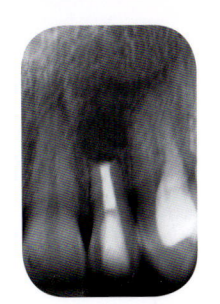

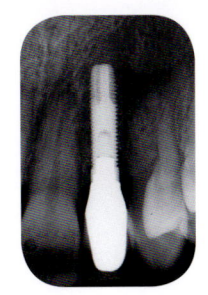

図7-f、g　補綴処置後1年。

図7-h、i　術前・術後のデンタルX線写真。

リスクが高い症例への対応

　インプラントが唇側に埋入されてしまった場合、術後に大きな歯肉退縮を起こす可能性が高い（図5）。したがって、抜歯前にすでに歯牙が歯槽弓から外れて唇側にある場合には、インプラントを唇側に埋入してしまうリスクが高いことになる。さらに、唇側転位しているような歯牙の唇側歯周組織は、非常に薄いことを経験しているので特に注意が必要であろう。逆に、歯牙が若干口蓋側に位置しているような場合には、唇側に厚い歯周組織が存在する傾向があるように感じられる。

　抜歯する歯牙に唇側骨の裂開や歯根端切除の既往があるなど、コンディションが悪い場合には、術後の形態変化が大きい可能性があるので注意が必要である。また、極端な例では、抜歯後即時インプラント埋入を行うこと自体が無理な可能性もある。歯肉縁の対称性を考えるうえで、中切歯の治療のほうがより左右に離れている犬歯の治療よりクリティカルであることは自明であろう。また、術前にすでに抜歯する歯牙の歯肉縁が、反対側同名歯より根尖側にある場合には、それが歯冠側にある場合と比較すると厳しい条件であることがわかる。

　では、Thin and Scallopedのバイオタイプの天然歯での歯肉退縮の対応を考えてみる。このような症例では、結合組織移植による根面の被覆を行うことが日常的に行われている（図6）。結合組織移植を行うということは、術中にフラップを形成するなどの外傷を与えることとな

左上中切歯に抜歯後即時インプラント埋入を行った症例（図8-a～o）

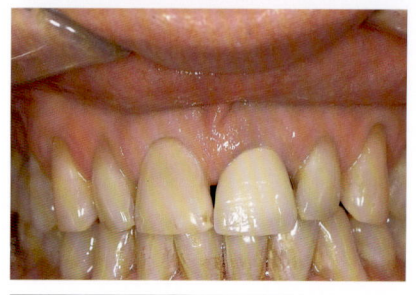

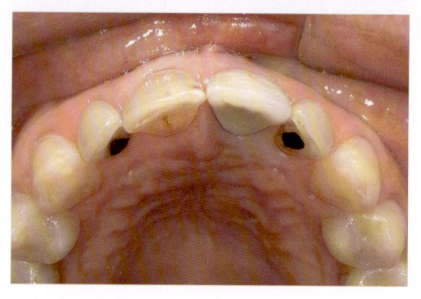

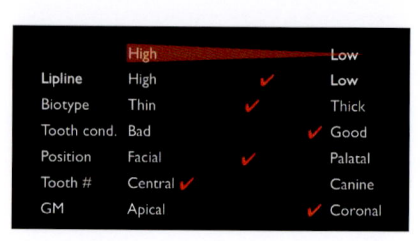

| 図8-a | 図8-b | 図8-c |

図8-a～c　術前の状態およびリスクファクター。該当歯が中切歯である以外は、比較的条件が良い。

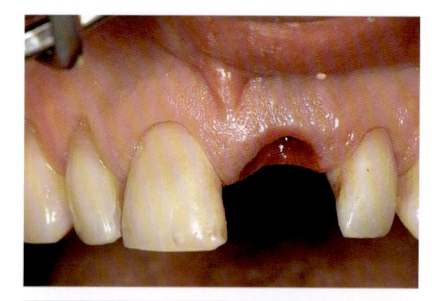

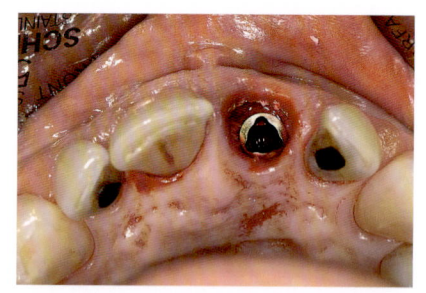

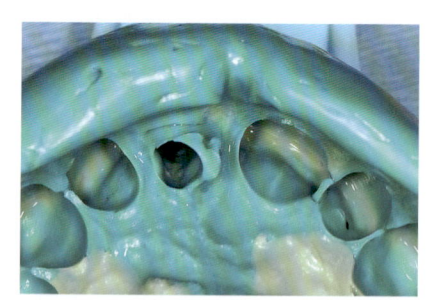

| 図8-d | 図8-e | 図8-f |

図8-d～f　通法に従って抜歯とインプラントを埋入し、手術当日にインプラントの印象を採得。

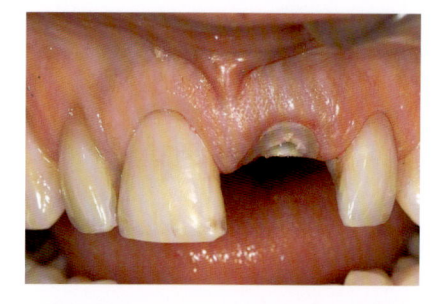

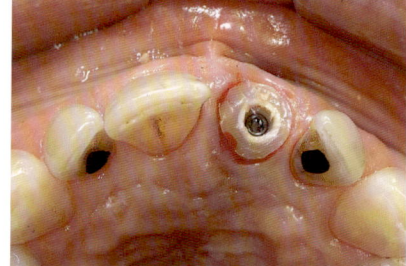

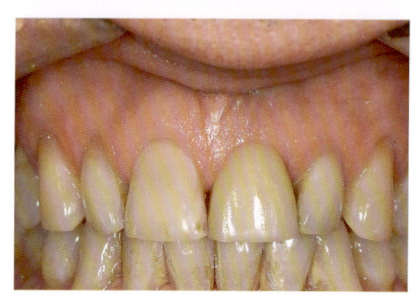

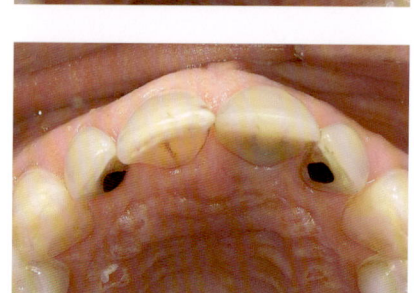

| 図8-g | 図8-h |

図8-g、h　術直後の状態。

| 図8-i | 図8-j |

図8-i、j　術後およそ2週間でスクリュー維持のテンポラリークラウンを装着。

るが、それらマイナス面を補って余りあるプラス面があるので結果的に組織量の増大につながっている。これをリスクの高い症例で応用することは可能と考える。

では、実際の症例を見てみよう。術前の診査でリスクが高いと判断された患者で、抜歯後即時インプラント埋入を行うと同時に口蓋からの結合組織移植を行ったものである（図7）。この症例の場合、特に若い女性でありリップラインが比較的高いこと、Thin and Scallopedのバイオタイプであること、そして該当歯が過去2回にわたって歯根端切除術を受けており、X線像からも唇側壁に欠損があることが予想されるという厳しい状況であった。インプラントの初期固定を得ることができない場合などには、抜歯後即時インプラント埋入ではなく、抜歯と歯槽堤増大術を行った後にインプラントを埋入する可能性もあることを事前に説明しての治療となった。抜歯後に評価したところ、インプラント埋入可能と判断して

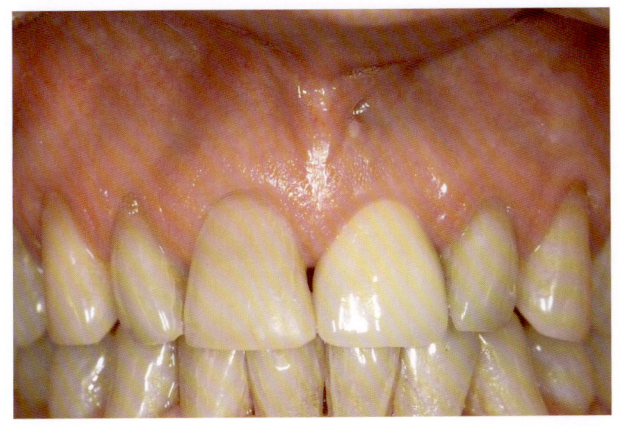

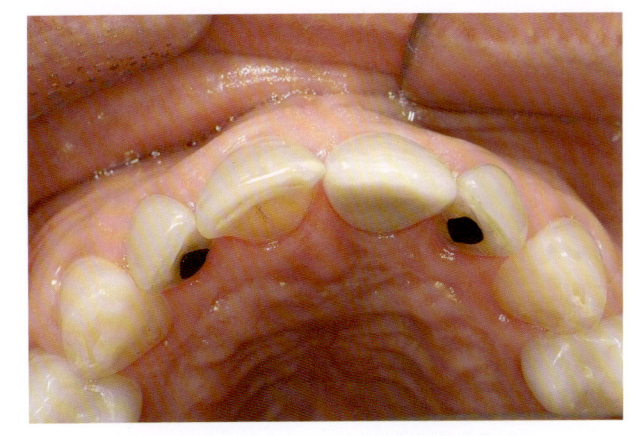

| 図8-k | 図8-l | 図8-k、l 術後3ヵ月してオッセオインテグレーションを確認したのち、歯冠補綴物を装着。

| 図8-m | 図8-n | 図8-o |

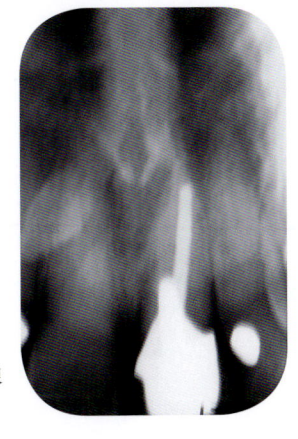

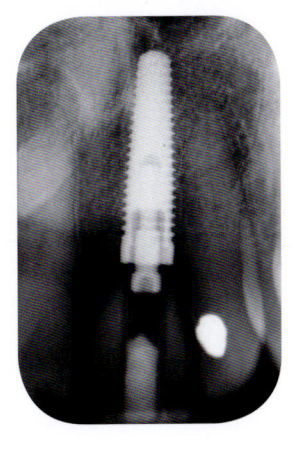

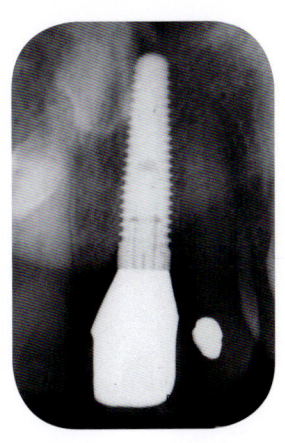

図8-m〜o 術前、テンポラリークラウン装着時、術後6ヵ月のデンタルX線写真。

インプラントを埋入。他種骨移植とコラーゲン膜を設置し、唇側には口蓋からの結合組織移植を行った後に、カスタムヒーリングアバットメントを装着して外科処置を終了した。

リスクが比較的低い症例への対応

逆に、リスクが比較的低い患者の場合、抜歯後即時インプラント埋入よりさらに踏み込んで、インプラント埋入後にテンポラリークラウンを装着することも可能と考えている（図8）。おそらくテンポラリークラウンの有無が創傷の治癒に与える影響はほとんどないのではないかと筆者は考えている。これは、当然のことながらオッセオインテグレーションを妨げるようなインプラントの動揺をもたらさないことを条件とする。Kanらによる報告[3]の結果もそれを裏付けていると思われるが、成功するために必要な初期固定の度合いなど、今後はさらに研究が必要と思われる。

まとめ

抜歯後即時インプラント埋入は、最初に報告[4]されてからほぼ20年になる。インプラントの治癒に関しての理解が深まるにつれて、より確実に、より広い適応範囲で抜歯後即時インプラント埋入が行われるようになることを楽しみにしている。

参考文献

1. Tjan AH, Miller GD, The JG. Some esthetic factors in a smile. J Prosthet Dent. 1984;51(1):24-28.
2. Olsson M, Lindhe J. Periodontal characteristics in individuals with varying form of the upper central incisors. J Clin Periodontol. 1991;18(1):78-82.
3. Kan JY, Rungcharassaeng K, Lozada J. Immediate placement and provisionalization of maxillary anterior single implants: 1-year prospective study. Int J Oral Maxillofac Implants. 2003;18(1):31-39.
4. Lazzara RJ. Immediate implant placement into extraction sites: surgical and restorative advantages. Int J Periodontics Restorative Dent. 1989;9(5):332-343.

インプラント治療の潮流における抜歯後即時埋入の位置づけ

The Correct Positioning of Immediate Implants in Current Implant Therapy

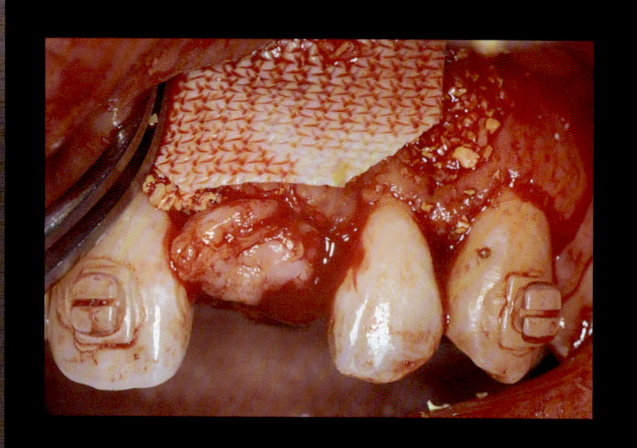

船登彰芳
（5-D Japan、なぎさ歯科クリニック）

Akiyoshi Funato
（5-D Japan, Nagisa Dental Clinic）

はじめに

2008年のOJ年次ミーティングのメインタイトルは「Changing Concepts and Current Challenges of Implants」であった。インプラントの予知性が向上するとともに、確かに抜歯の基準もより厳しくなっているのは事実であろうが、逆説的に言えば、不安視される歯を安易に抜歯し、インプラントに置換している風潮があるとも言える。

そのような流れの中で、もっとも簡便で、患者も負担の少ないと言われるオプションが抜歯後即時埋入であると言われている。そして、この術式を第一選択として推奨する歯科医師も存在する。

本稿では、自身の臨床例を顧みながら、筆者なりに抜歯後即時埋入の術式を再考することとする。

抜歯とインプラント埋入の時期について

最初に、抜歯とインプラント埋入の時期について、Willsonらの分類[1]に基づき表1に示す。抜歯を行い、インプラントを埋入するタイミングはType1から4まで、4通り存在する。

表1 抜歯とインプラント埋入の時期（Willsonらの分類より引用・改変）[1]

Type 1	抜歯と同時に外科手術を併用し、インプラント埋入を行う。
Type 2	4〜8週後に軟組織治癒後にインプラント埋入を行う。通常、GBRを伴うインプラント埋入を行う。
Type 3	抜歯12〜16週後、臨床的にもしくはX線評価的に抜歯窩が十分に治癒した所見を認めた後に、インプラント埋入を行う。一般的にはSocket preservationを行った後に埋入する場合はこの分類に属する。
Type 4	6ヵ月以上経過した部位、もしくはGBR 6ヵ月後にインプラント埋入を行う。

フレアーなインプラントを用いて4 5に抜歯後即時埋入をフラップレスで行った症例（症例1-a〜d）

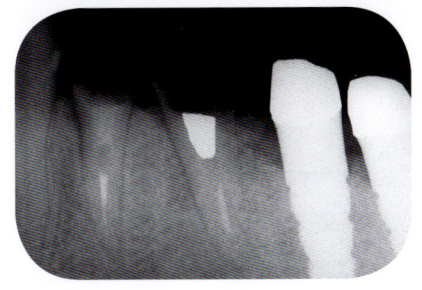

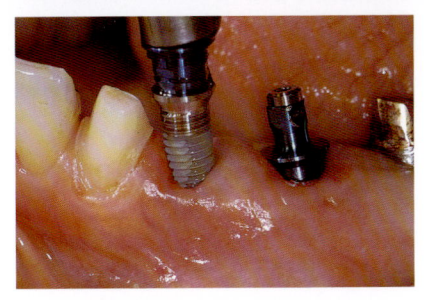

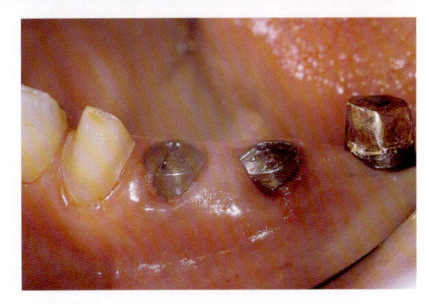

症例1-a ①｜症例1-a ②｜症例1-a ③　症例1-a ①〜③　明確に抜歯後即時埋入を意識し、初めて4 5に抜歯後即時埋入をフラップレスで行った。

症例1-b　この当時、抜歯窩のギャップをできるだけなくすようにフレアーなインプラントを用いて埋入を行った。

症例1-c　当然のことながら頬側の骨は吸収し、後方のインプラントの歯頸線とは、段差が発生していることがわかる。インプラント体のカラー部がなんとか歯肉縁下にとどまっている。

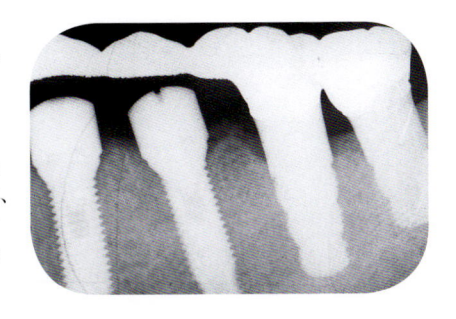

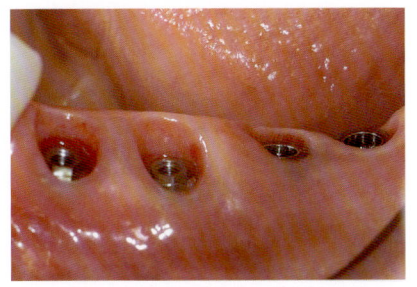

症例1-b｜症例1-c

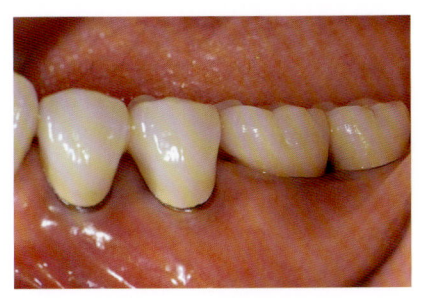

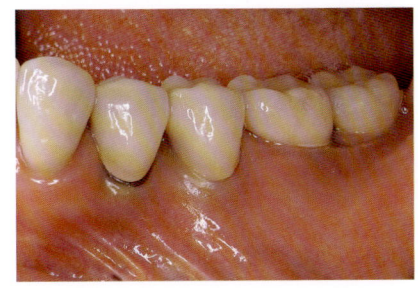

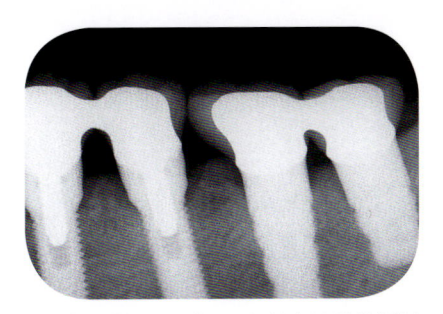

症例1-d ①｜症例1-d ②｜症例1-d ③　症例1-d ①〜③　最終上部構造の術直後（d①）と6年後（d②、③）の比較。6年後も比較的頬側の組織は安定していると思われる。

抜歯後即時埋入と他の埋入術式と比較した場合の考慮点

抜歯とインプラント埋入の時期は表1のように大別されるが、抜歯後即時埋入（Type 1）と他の術式（Type 2、3、4）と比較した場合の考慮点を述べる。

1）外科回数・期間の低減

抜歯後即時埋入の最大の利点は、当然のことながら外科手術回数の減少と治療期間の短縮である。1990年代に報告され始めたこの術式は、多くの文献が患者・術者ともにリスクの軽減と有益性があり、抜歯後即時埋入は予知性があるとも報告された[2〜7]。確かにその報告は高い生存率を示した。そして抜歯窩をインプラントで閉鎖することにより、その形態を維持できる可能性があるとも報告された。筆者も、明確に抜歯後即時埋入を意識し始めたのは2001年からであり、この当時は、抜歯窩を封鎖できるようにプラットフォームがフレアーになったものを使用してきた（症例1）。

2）歯間乳頭の保存

フラップレスで行う即時埋入では、確実に歯間乳頭は保存される。一方、切開を伴うそれ以外の埋入では、乳頭に切開が加えられるため、術直後歯間乳頭が低位に位

シンポジウム 3

└4に抜歯後即時埋入を行ったが1ヵ月後に動揺が生じ、再埋入を行った症例（症例2-a〜c）

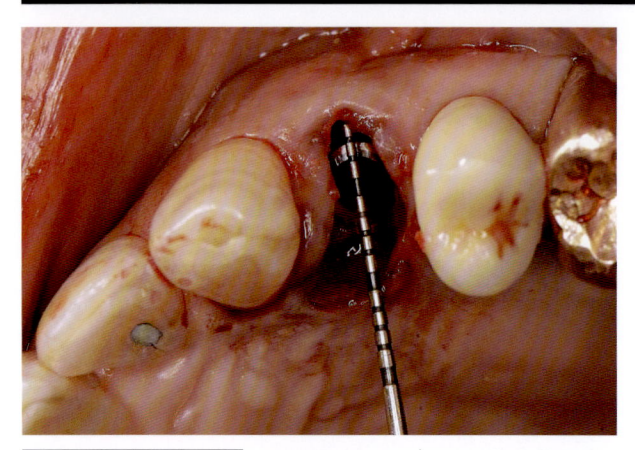

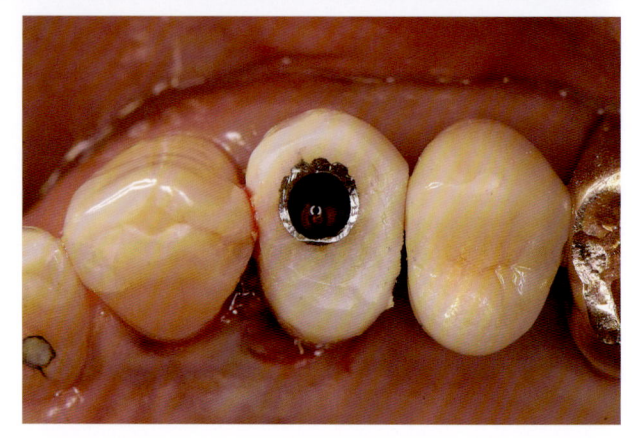

症例2-a ①｜症例2-a ②　症例2-a ①、②　└4に、抜歯後即時埋入を行い高径を半分にした、プロジョナルレストレーションを装着した。

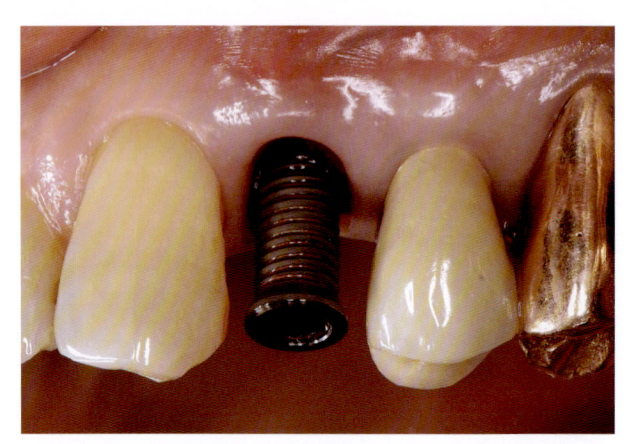

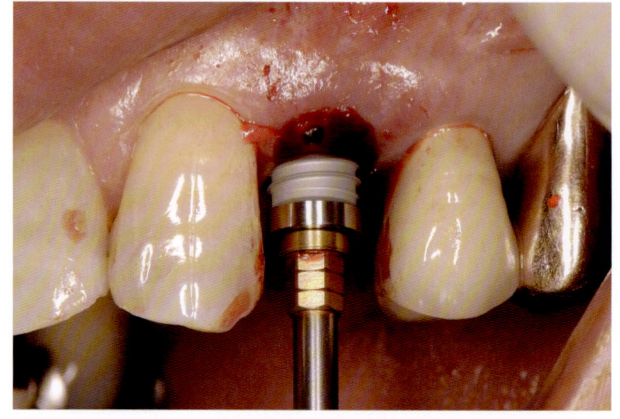

症例2-b ①｜症例2-b ②　症例2-b ①、②　術後1ヵ月後患者が違和感を訴え来院、つい硬いものを嚙んだとのこと。動揺を認めたためただちに撤去し、径の大きいインプラントを再埋入した。

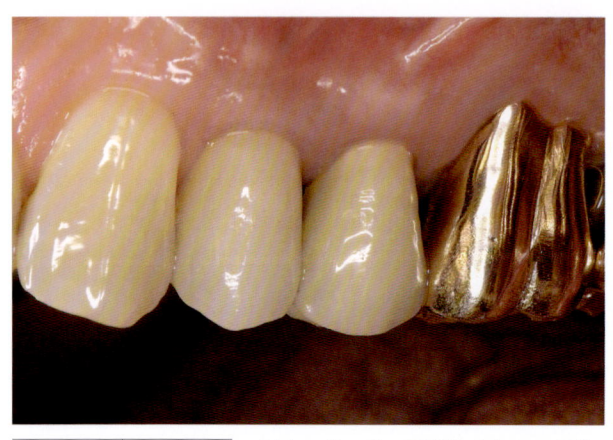

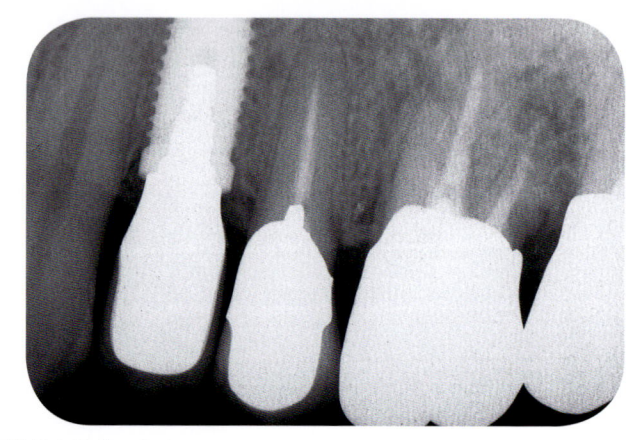

症例2-c ①｜症例2-c ②　症例2-c ①、②　再埋入より8ヵ月後に上部構造を装着できた。

置する場合がある。したがって、歯間乳頭の保存という観点からみると、術直後の比較では抜歯後即時埋入は有利である。しかし、術後12〜18ヵ月後の比較では、適切な上部構造で支えてあげれば、歯間乳頭はあるレベルまで再生するため同等となる報告もある[8]。

審美的失敗症例①（症例3-a）

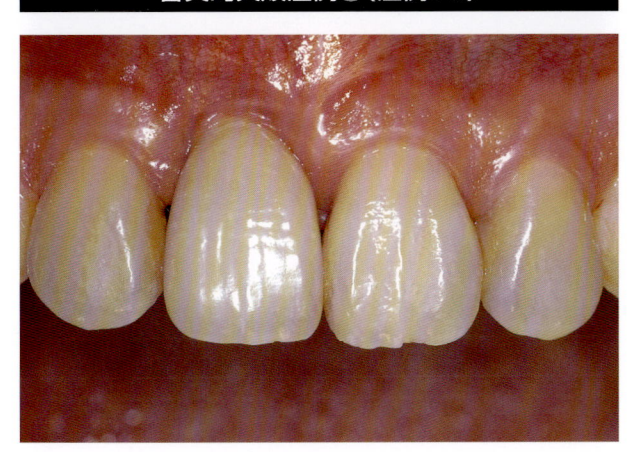

症例3-a　術直後の審美的失敗症例。

審美的失敗症例②（症例4-a）

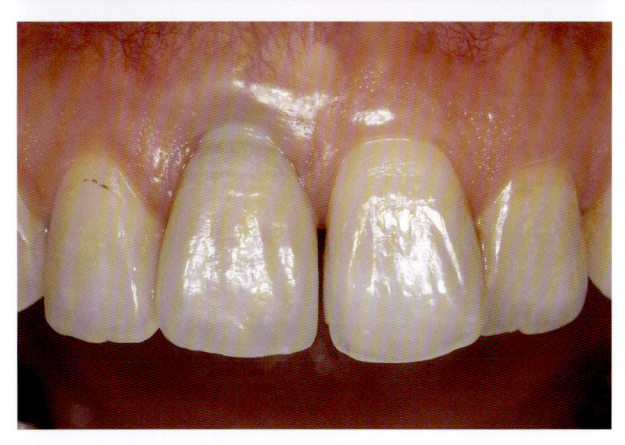

症例4-a　術後5年後の審美的失敗症例。抜歯後即時埋入はいかに頬側の組織を安定させられるかにかかっている。

3）抜歯後即時埋入の予知性

（1）生存率と成功率

のちにLindheが明らかにしたように、抜歯窩にインプラント埋入するのみでは、完全な歯槽堤保存を達成できることはないことが報告された[9,10]。

ここで重要になることは、インプラントの生存率と成功率の違いを理解することである。周知のように生存率は、機能を失わなければそのインプラントは生存率としてカウントされるが、成功率では、経年的に1年に0.2mm以内の吸収で収まっており、かつ審美的上部構造を維持しつづけていることが要素として加えられる[11]（症例2）。

（2）抜歯による骨吸収の影響

審美領域におけるインプラント治療で起こりうる失敗の可能性を、Grunderが講演で述べた項目に沿って下記に示す（Possible Failures of Esthetic Implant Treatment. Dr. Grunder PRD Symposium 2007より）。

- Irregular soft tissue contour（不規則な歯肉）
- Scar tissue（瘢痕組織）
- Missing papilla（乳頭の喪失）
- Insufficient buccal volume（不十分な頬側のボリューム）
- Discoloration of soft tissue（軟組織のディスカラレーション）

この項目のうち3項目までが、抜歯後即時埋入で唇側の抜歯による骨吸収をどれだけ抑制できるかで審美的結果（成功率）を左右することがわかる。つまり、審美領域でのインプラント治療の成功の可否は、いかに唇側の組織を保存・維持できるかにかかっていると言える（症例3、4）。

4）抜歯後即時埋入の予知性の向上と骨吸収への対策

この避けられない抜歯に伴う唇側の骨吸収に対処するためのオプションを下記に示す。

（1）矯正的挺出

歯冠側に歯肉が移動し、唇側骨が移動する可能性のある矯正的挺出の代表的な利点・欠点（表2）と、抜歯後即時埋入と矯正的挺出を併用した症例（症例5）示す。

（2）結合組織移植と抜歯窩への補填材料の充填

①結合組織移植：唇側の吸収の対処の方法として、軟組織で補償する手法である結合組織移植術が挙げられる。特に上部構造をスムーズに立ち上げるためには、結合組織移植が多くの症例において必要であると考えている。

シンポジウム3

表2 矯正的挺出の利点・欠点

利点	欠点
・抜歯に伴う唇側の骨吸収・それに伴う歯肉退縮を補償する。 ・その結果、GBRを行う増大量・侵襲を軽減できる。 ・歯冠側に歯肉が位置していることによりGBRを同時に行う場合、閉鎖創にすることが容易である。 ・抜歯窩の形態を小さくでき、インプラントの根尖での初期固定を容易にし、インプラント径と抜歯窩のギャップを可及的に小さくできる[12]。	・矯正治療期間が必要である。 ・歯根軸方向への挺出をこころがけるが、唇側に位置した場合、唇側骨の吸収につながる。

⌊3を矯正的挺出させたのち、抜歯後即時インプラント埋入を行った症例（症例5-a～d）

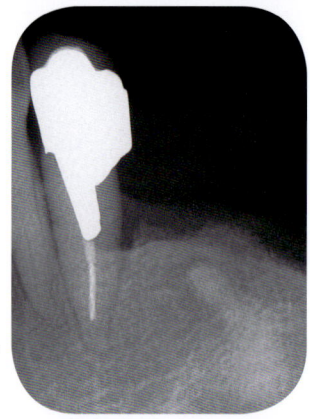

症例5-a ①　症例5-a ②

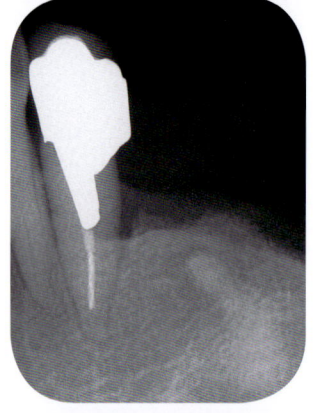

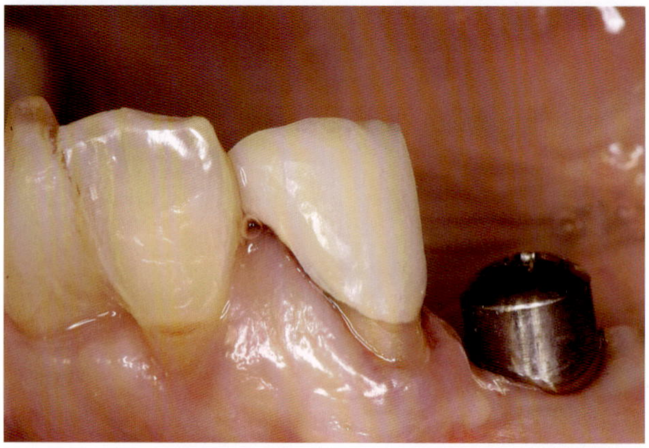

症例5-a ①、②　あらかじめ、後方にインプラント埋入を行った。

症例5-b　症例5-c

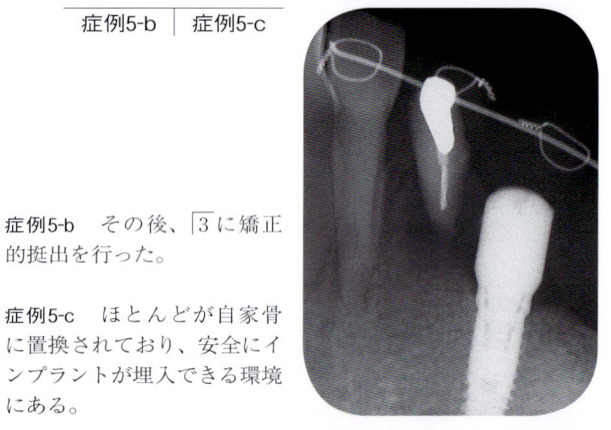

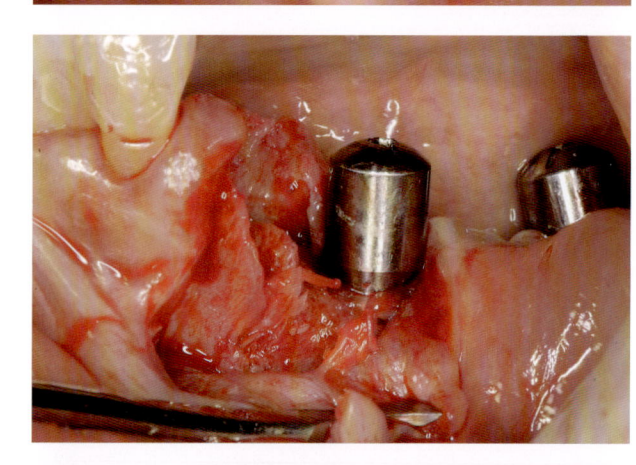

症例5-b　その後、⌊3に矯正的挺出を行った。

症例5-c　ほとんどが自家骨に置換されており、安全にインプラントが埋入できる環境にある。

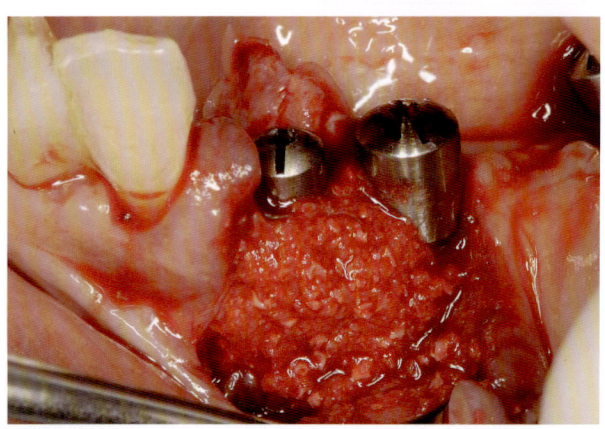

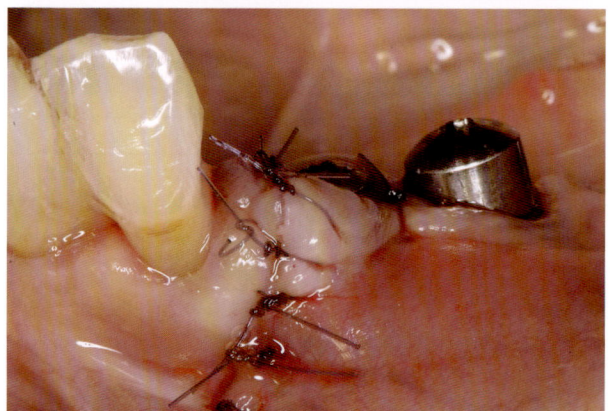

症例5-d ①　症例5-d ②　症例5-d ①、②　また、インプラントホールから採取できる新鮮な再生能力の高い自家骨を用いた側方のみのGBRで終えることができ、1回法で終了した。

図1 抜歯後即時埋入の術式を達成する2通りの長軸方向(抜歯後即時埋入におけるインプラントの長軸方向に関してはすでに船登・石川らがそれぞれ分類しているが[15,16]、この図はその分類に基づいたものである)。Division 1(黄色):インプラントの長軸方向が上部構造の切端を超えない埋入方向。この利点は、ネジ止めによるプロビジョナルレストレーションを用いた Tissue sculpting の操作が行いやすく、咬合力学的にも有利である。しかし、上顎の歯槽骨の形態が Concave しているような場合、根尖部で、インプラントの裂開を認める場合があるため、テーパードタイプのインプラント埋入が推奨される。Division 2(水色):口蓋方向に傾斜埋入する場合は、既存骨にインプラント埋入できるメリットはあるが、アバットメントの接続時には、唇側の組織を押し下げないようなカスタムなアバットメントをあらかじめ作製しておく必要がある。いずれにしても、口蓋骨壁に沿ったインプラント埋入術式が重要である。

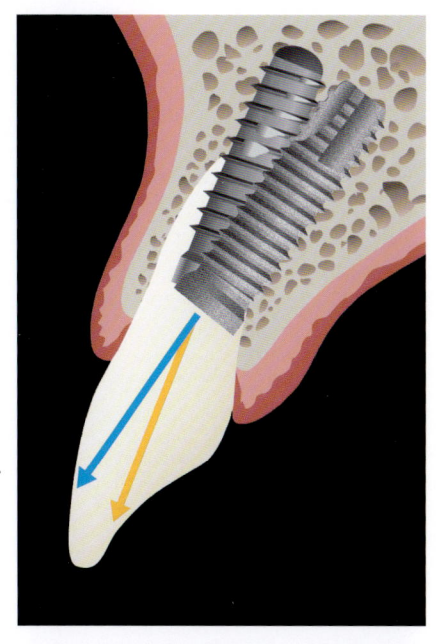

抜歯後即時埋入におけるインプラント長軸方向(図2-a〜c)

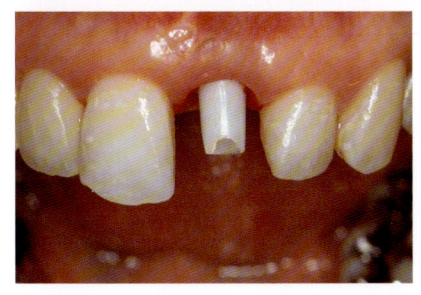

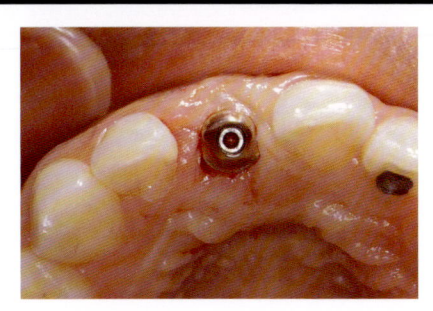

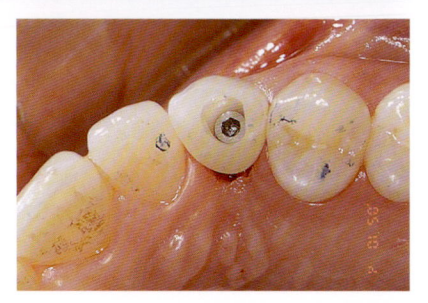

| 図2-a | 図2-b | 図2-c |

症例2-a〜c 抜歯後即時埋入では、インプラント長軸方向が上部構造の切端を超えない(唇側からアクセスホールが見えない)埋入方向(Division 1)を理想としている。

②抜歯窩への補填材料の充填:Chen らは、30例の抜歯後即時埋入インプラントの補綴3〜4年後の評価を報告した[13]。BG(10 implants Bio-Oss)group、BG + M(10 implants Bio-Oss + BioGide)、Control(10 implants No Graft)に分け、結果として抜歯窩に補填材料を充填したほうが頬側の水平方向の吸収を抑えることができたとした。そして、水平方向の吸収度合いは、頬側の骨の厚みと関与している可能性を示した。また、統計学的有意差はないとしたものの、抜歯窩に補填材料を充填したグループは、抜歯窩の水平・垂直的ギャップは改善していた。

(3)インプラントポジションについて
　Evans らは、42本の単独歯、抜歯後即時埋入(平均18.9ヵ月)の評価を行った[14]。結果は、唇側の歯肉退縮は平均0.9±0.78mmであったものの、頬側位置しているインプラントのほうが、舌側に位置しているインプラントより、3倍の歯肉退縮のリスクがあったとした(1.8±0.83 vs 0.6±0.55mm)。そしてBiotypeでは有意差はないものの、Thick より Thin のほうが、歯肉退縮の傾向はあると報告している。したがって、従来から言われている抜歯後即時埋入の術式であるが、抜歯窩の口蓋側骨壁にインプラントを咬み込むようににに埋入し、舌側に位置させることが、審美的結果を達成する十分条件と言える。

　抜歯後即時埋入の術式を達成する方向には、2通りの長軸方向が図1のように存在する。

シンポジウム3

表3-1 筆者の歯科医院における抜歯後即時インプラント埋入の生存率・成功率（2001〜2008年5月）

	患者数	埋入本数	生存		成功	
			生存率(%)	生存本数	成功率(%)	成功本数
上部構造装着時直後	94	124	93.5	116	91.9	114
フォローアップできた患者	89	116	93.1	108	87.9	102

表3-2 抜歯後即時インプラント埋入の失敗の概要

時期	失敗の概要	考えられる理由	本数
上部構造装着時直後	骨結合喪失	搔爬不足	4
		不十分な初期固定	1
		早期すぎた負荷	3
	不調和な歯頸ライン		2
フォローアップできた患者	アバットメントの露出		2

　筆者は、抜歯後即時埋入において、インプラントの長軸方向が上部構造の切端を超えないように埋入すること（Division 1）を理想としている（図2）。

　理由は、補綴的観点からであり、ネジ止めによるプロビジョナルレストレーションを用いた Tissue sculpting の操作が行いやすいこと。咬合力学的にも有利であると考えているからである。しかし、上顎の歯槽骨の形態がConcaveしているような場合、根尖部で、インプラントの裂開を認める場合がある。次に唇側にギャップを残しつつ、口蓋方向に傾斜埋入する場合（Division 2）は、既存骨にインプラント埋入できるメリットはあるが、アバットメントの接続時には、唇側の組織を押し下げないようなカスタムなアバットメントをあらかじめ作製しておく必要がある。また、予想を超えて唇側の吸収が進んだ場合、歯肉退縮を引き起こす場合がある（図2）。

（4）臨床成績

　当医院で行った抜歯後即時埋入の生存率と成功率、およびその概要を表3に提示する。

　2001年から2008年5月までに、インプラントに負荷がかかったものの累計が1,733本のうち、124本（患者94名）が抜歯後即時埋入であり、比率はわずか7％であった。要抜歯の歯が口腔内にある場合の多くは、抜歯を行い軟組織治癒後にGBRとインプラント埋入を行う症例（Type 2）がほとんどであった。

　上部構造装着時直後の、生存率は93.5％（116／124本）であり、成功率は91.9％（114／124本）であった。骨結合喪失は8本あり、4本が搔爬不足、1本が不十分な初期固定、3本が早期すぎた負荷が理由であると考えられた。また、骨結合したものの、2本が不調和な歯頸ラインのため成功率から除外された。

　後にフォローアップできた患者（89名：2名が死亡、2名がメインテナンスに応じず、1名転居）では、ロストしたインプラントはないものの、分母数が減じたため、生存率は93.1％（108／116本）であり、メインテナンス後、さらに2本のインプラントにアバットメントの露出を認めたため、成功率は87.9％（113／116本）となった。

　また、こと上顎前歯にしぼってみてみると、55本のうち28本（51％）が矯正的挺出を行い、22本（40％）は、同時もしくは後に結合組織移植術を行っていた。

　審美領域では、矯正的挺出や結合組織移植が必要であると述べていたにもかかわらず、その占める割合が少ない理由は、たとえ上顎前歯部といえども、症例内容では、オーバーデンチャー、ボーンアンカードブリッジのケースも含まれていたものによる。

表4　Funato、Maurice、Ishikawaらの抜歯後即時インプラント埋入の分類

分類	矯正的挺出後の頬側骨の状態	可能なインプラント埋入テクニック
class 1	頬側骨が存在し、Thick biotype（厚い骨）の場合	フラップレス埋入
class 2	頬側骨は存在するが、Thin biotype（薄い骨）の場合	CTGを併用した埋入
class 3	頬側骨は喪失しているが、骨の枠組みの中にインプラントが埋入できる場合	GBR法とCTGを併用した埋入
class 4	頬側骨が喪失し、骨の枠組みの中にインプラントが埋入できない場合	GBR法を併用した早期あるいは遅延埋入

抜歯後即時埋入の分類（Funato、Maurice、Ishikawaらの分類）

　前述した生存率・成功率は、一昨年に発表させていただいた筆者らの分類[15]にある程度基づいた結果であると考えている。筆者らの分類を再度表4に示す。このように、筆者は、あくまでも4壁性の抜歯窩（Class 1 & 2）が原則として抜歯後即時埋入の適応症と考えている。

　Class 1とClass 2の区別はThick biotypeとThin biotypeとしたが、現在ではどちらかといえば骨の厚みに依存すると考えている。多くの症例は、上顎の唇側骨は薄く、最低限結合組織移植術を行うClass 2と考え処置するべきと考えている。そして、唇側歯槽骨が吸収されているものの、歯槽骨内にインプラントが埋入できる状態（Class 3）では、もちろん抜歯後インプラント埋入（Type 2 or 3）がより確実であろうが、それぞれの状況（口腔内の状況・術者のレベルなど）で、決めればよいと考えている。最後にClass 4では、抜歯後歯槽骨内にインプラント埋入できない状況は、抜歯後即時埋入の禁忌症である。

抜歯後の形態温存に対する考え方とその対処

　前項で、筆者の抜歯後即時埋入の分類と適応症について述べた。では、現時点でわかっていることを整理してみたい。Blancoらは、抜歯後即時埋入で、歯肉弁を起こしたものとフラップレスで行ったものを、イヌの実験で報告している[17]。周知のように、全層弁で歯槽骨を露出させた場合、歯肉からの血液供給が遮断され、歯槽骨は影響を受ける。この報告では、約0.67mmの有意差があったと報告している。したがって、GBRを行う場所以外は、可及的に骨膜を温存した歯肉弁の形成を心がけたほうが良いかもしれない。

　次にFicklらは、抜歯後の処置法を分けて術後の歯槽骨の幅径の違いを比較している[18]。Group 1は抜歯のみ、Group 2は抜歯を行い、歯肉弁を起こし、元に戻す。Group 3は抜歯後、補填材料を充填し、抜歯窩を遊離歯肉で閉鎖創にする（いわゆるソケットシール）。Group 4は抜歯後、歯肉弁を設け補填材料を充填し、遊離歯肉で再び閉鎖創にする。この結果、前述の報告と重ね合わせても、Group 3 ＞ Group 4 ＞ Group 1 ＞ Group 2の結果になることは理解できる。したがって、抜歯後の歯槽骨の形態をできるだけ温存するには、やはり補填材料を充填することと、閉鎖創にすることが望ましいことがわかる。この点からも矯正的挺出を行った場合、根の幅径が小さくなり、また閉鎖創にしやすい利点があると言える[18]。

　しかし、残念ながら抜歯窩のみに補填材料を充填しても完全な歯槽骨の形態維持はできないため、その少なからず起きる頬側の吸収を予測した処置を施すことで、よりよい結果を達成できるであろう[19,20]。

　以下、この考えに基づいた症例を報告する（症例6、7）。

上顎前歯部の抜歯後待時埋入（症例6-a〜f）

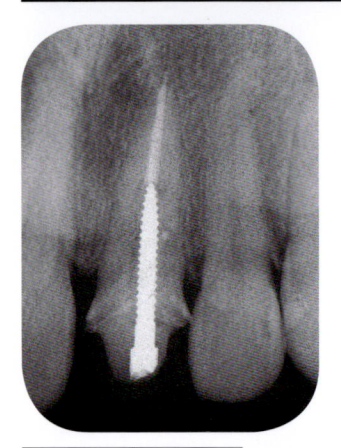

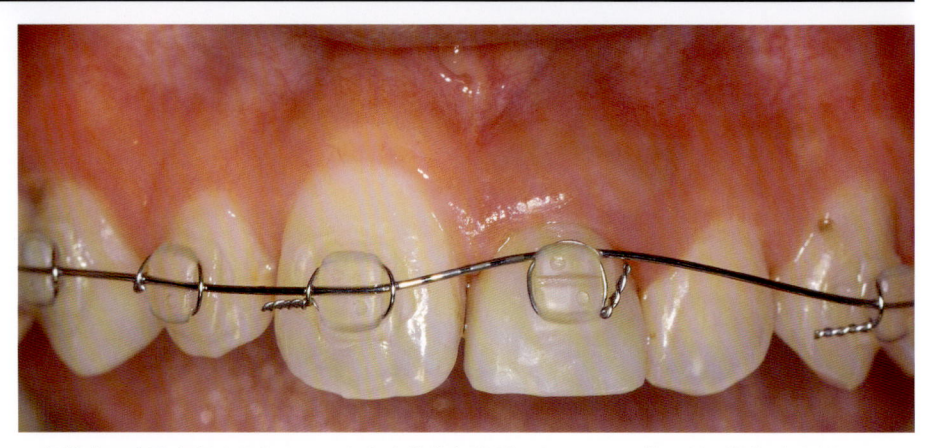

症例6-a ①｜症例6-a ②　症例6-a ①、②　根管内に穿孔を認めたため、やむなく抜歯と診断した。それに伴い矯正的挺出を行った。

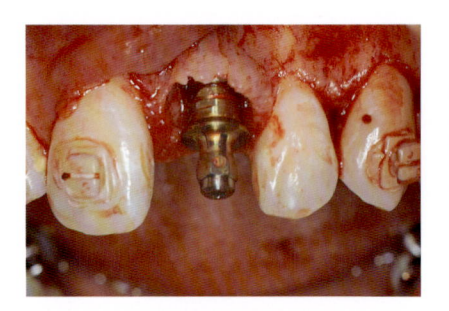

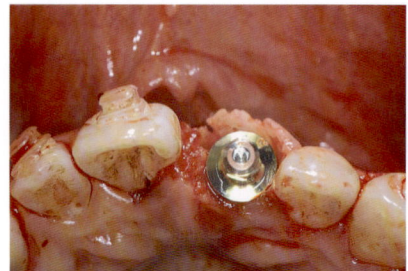

症例6-b ①｜症例6-b ②

症例6-b ①、②　抜歯後即時埋入を行った。矯正的挺出を行った結果、良好な初期固定、薄い歯槽骨とはいえ高位での4壁性の確保ができている。

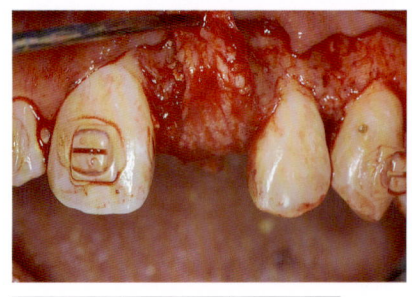

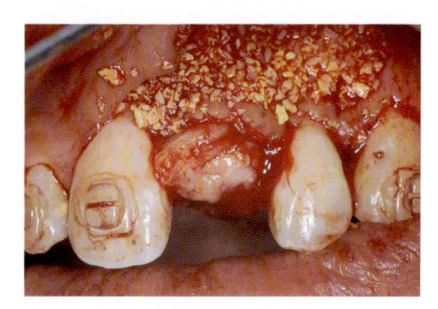

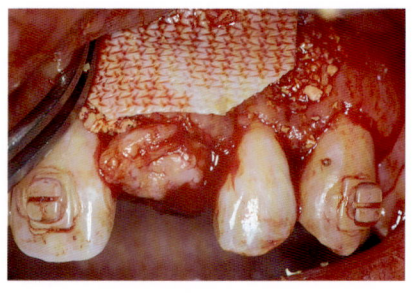

症例6-c ①｜症例6-c ②｜症例6-c ③　症例6-c ①〜③　頰側の歯槽骨吸収を補償するための、外側へのGBRと結合組織移植を行った。また、この結合組織は有茎弁であり、抜歯窩を完全閉鎖する。

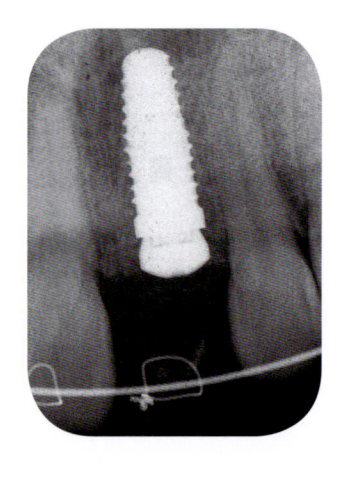

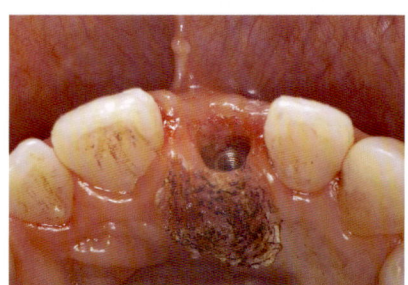

症例6-d｜症例6-e

症例6-d　φ5mmのインプラントに1サイズ小さい2mmの高径のヒーリングアバットメントを装着しPlatform switchingを行った。

症例6-e　4ヵ月後、CO_2レーザーを用いてパンチアウトを行い、ネジ留めプロビジョナルレストレーションを装着し、Tissue sculptingを行う。

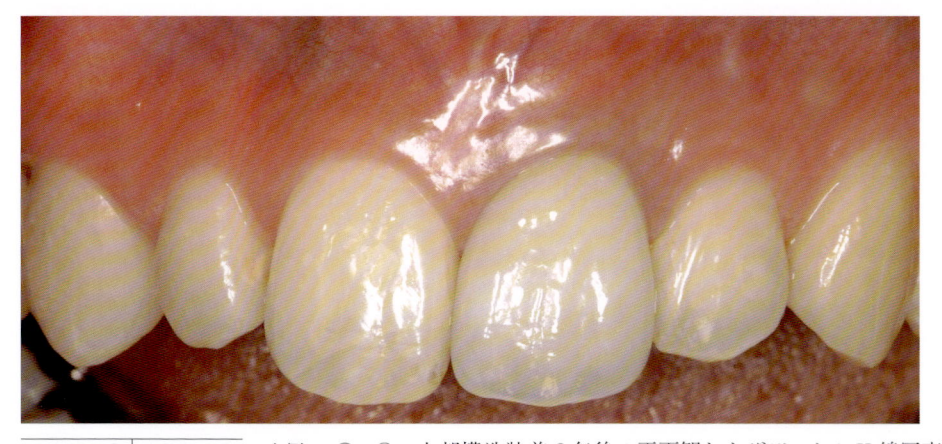

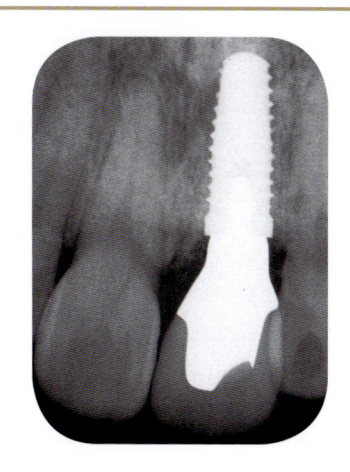

インプラント治療の潮流における抜歯後即時埋入の位置づけ

| 症例6-f ① | 症例6-f ② |

症例6-f ①、②　上部構造装着2年後の正面観およびデンタルX線写真。

上顎前歯部への抜歯後待時埋入および即時埋入症例（症例7-a～e）

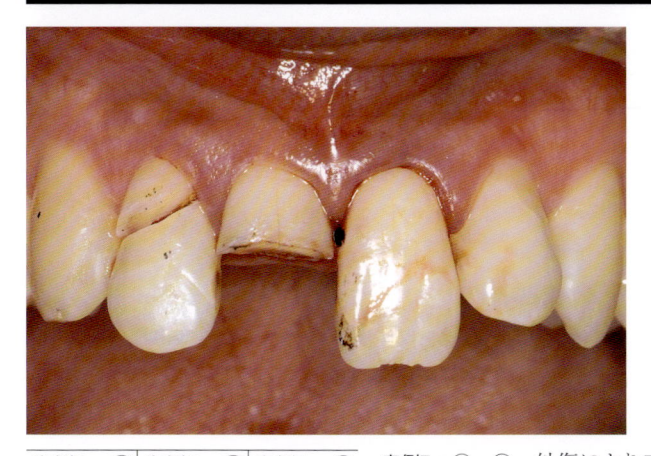

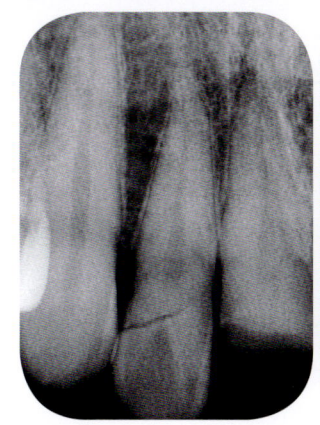

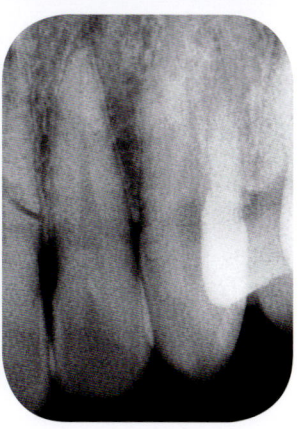

| 症例7-a ① | 症例7-a ② | 症例7-a ③ |

症例7-a ①～③　外傷により来院。|1は根1/3部で破折、2|は歯槽骨縁下で破折を認める。

| 症例7-b ① | 症例7-b ② |

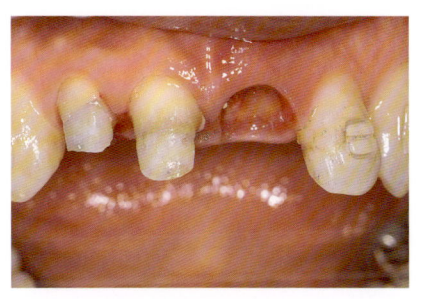

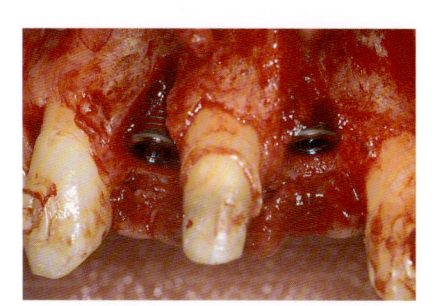

症例7-b ①、②　|1は抜歯後2ヵ月で埋入、2|は抜歯後即時埋入を行った。2|は抜歯後即時埋入の分類Class 3である。

| 症例7-c | 症例7-d |

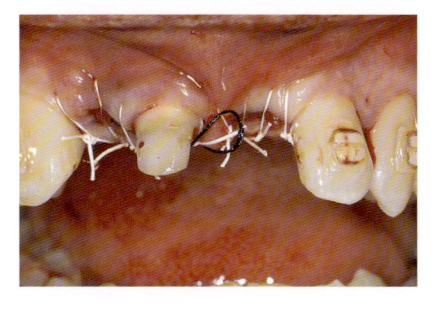

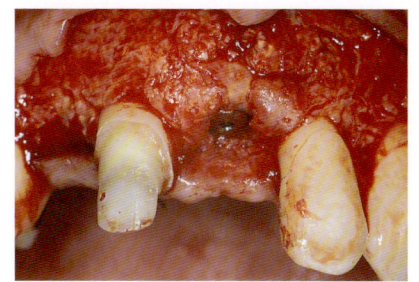

症例7-c　その後GBRを行い、完全閉鎖創とした。

症例7-d　インプラント埋入後6ヵ月時。両インプラントともに唇側に十分な骨が再生されている。この後、結合組織移植を行った。

103

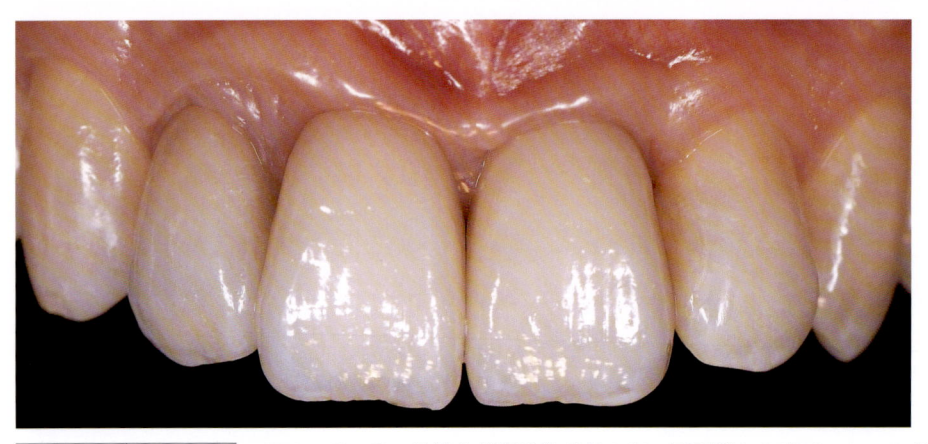

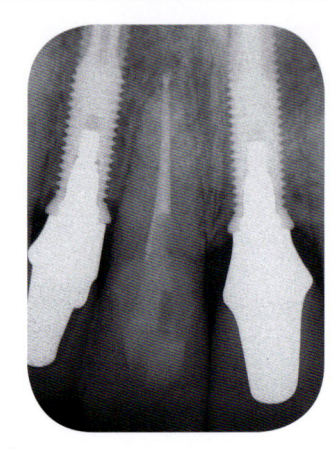

症例7-e ①｜症例7-e ②　症例7-e ①、②　最終上部構造装着後1年の正面観およびデンタルX線写真。

表5　Type別にみる抜歯後即時インプラント埋入とその他の術式の比較

比較項目	Type 1	Type 2～3
治癒期間	短い	長い
外科回数	少ない	多い
歯間乳頭保存	保存可能	術直後は不可能な場合がある（ただし、1年半後は同じ）
インプラントの生存率	高い	高い
頬側の組織安定性	抜歯窩のみの処置法では低い	高い
インプラントの成功率	原則を順守すれば低くはない	高い

抜歯後即時埋入のクリニカルチップとまとめ

1）原則

- 対合歯の切端が、上部構造のどの部分に咬み込むかを確認する。この違いによって埋入位置の自由度が違う。切端に近づけば、その自由度は広がる。
- フルラフサーフェイスのインプラント体を使用する。このことにより、抜歯窩からの血液保持能力が高まり、抜歯窩の良好な治癒を促す。
- 抜歯窩の径より、必ず小さいインプラント径を選択し、口蓋の骨に咬み込むように埋入を行う。
- 同時に、頬側にギャップが残るように埋入する。抜歯窩の治癒過程のなかで、インプラントがそれを阻害しないように埋入する。
- インプラント長軸方向が上部構造の切端軸を超えないように埋入することを理想とする。

2）頬側部分への考慮事項

- 歯頸ラインの評価：最低限2mm高くなるように矯正的挺出を行う。
- 4壁性か否かを判断し、また頬側の骨幅を評価する。
- 抜歯窩に移植材を充填する。
- 頬側部分にGBRまたは結合組織移植術、もしくはその両方を行うことを考慮する。

3）Type1とType2～4の比較

上記の点を踏まえ、抜歯後即時埋入と他の術式を比較すると表5のようになる。

結論

結論として以下のことを述べることができる。

① Funato、Maurice、Ishikawaの抜歯後即時埋入の分類に従いインプラントを埋入することは、非常に有効である。
② 抜歯後即時埋入の多くの症例において、組織安定性のために頬側に組織増大を行う必要性がある。
③ しかしながら、抜歯後即時埋入において審美的結果を得るには、慎重な症例選択と十分な熟練が必要である。
④ 組織安定と審美的結果に関するさらなる長期的報告が必要である。

おわりに

　本稿では、抜歯後即時埋入での筆者の臨床成績を開示するとともに、その過去の失敗を踏まえて検証を行い、将来の展望もわずかであるが述べさせていただいた。歯科医療は、ある意味、技術の向上が求められる分野でもあると言える。だからこそ、患者のより高度な、はたまた無謀な要望にもいつしか応えるように、医療技術が全体として、個々として進歩していくことを筆者は望みたい。医療従事者みずから、その技術・結果を踏みとどめることはあってはならない。こと今回のOJ年次ミーティングのテーマであった抜歯後即時インプラント埋入では、唇側の組織は吸収するものであり、それを許容することが患者・術者も容易であり、結果はそれで十分であると考える風潮もあると聞く。しかし、それでは医療の進歩はないし、患者のより高度な要望にも応えられることもできないであろう。ましてや、後進の志の高い歯科医師が求める技術、さらに患者のためによりよい医療を提供しようと思う気概すらも奪ってしまうことを、老婆心ながら筆者は危惧する。そしてその結果は、日本の歯科医療の立場の向上を妨げるものであろう。筆者は、日本の医療レベルは決して世界には引けをとっていないと思っており、ワールドスタンダードのトップの一員として日本の歯科レベルが位置することを切に願っている。

　OJも早いもので、今年で7回目を迎えた。理事としてこれまで関わらせていただいたことを嬉しく思う。それと同時に、今後もOJが国内において治療結果の完成度が高く正しいインプラント治療(Evidence-Based Implant Dentistry)を発信できる場であり続けることを願い、シンポジウムの事後抄録を終わりにさせていただく。

参考文献

1. Hämmerle CH, Chen ST, Wilson TG Jr. Consensus statements and recommended clinical procedures regarding the placement of implants in extraction sockets. Int J Oral Maxillofac Implants. 2004 ; 19 Suppl : 26-28.
2. Lazzara RJ. Immediate implant placement into extraction sites: surgical and restorative advantages. Int J Periodontics Restorative Dent. 1989 ; 9(5) : 332-343.
3. Wilson TG Jr, Schenk R, Buser D, Cochran D. Implants placed in immediate extraction sites: a report of histologic and histometric analyses of human biopsies. Int J Oral Maxillofac Implants. 1998 ; 13(3) : 333-341.
4. Paolantonio M, Dolci M, Scarano A, d'Archivio D, di Placido G, Tumini V, Piattelli A. Immediate implantation in fresh extraction sockets. A controlled clinical and histological study in man. J Periodontol. 2001 ; 72(11) : 1560-1571.
5. Chen ST, Wilson TG Jr, Hämmerle CH. Immediate or early placement of implants following tooth extraction: review of biologic basis, clinical procedures, and outcomes. Int J Oral Maxillofac Implants. 2004 ; 19 : 12-25.
6. Chen ST, Darby IB, Adams GG, Reynolds EC. A prospective clinical study of bone augmentation techniques at immediate implants. Clin Oral Implants Res. 2005 ; 16(2) : 176-184.
7. Covani U, Barone A, Cornelini R, Crespi R. Soft tissue healing around implants placed immediately after tooth extraction without incision: a clinical report. Int J Oral Maxillofac Implants. 2004 ; 19(4) : 549-553.
8. Schropp L, Isidor F, Kostopoulos L, Wenzel A. Interproximal papilla levels following early versus delayed placement of single-tooth implants: a controlled clinical trial. Int J Oral Maxillofac Implants. 2005 ; 20(5) : 753-761.
9. Araújo MG, Sukekava F, Wennström JL, Lindhe J. Ridge alterations following implant placement in fresh extraction sockets: an experimental study in the dog. J Clin Periodontol. 2005 ; 32(6) : 645-652.
10. Botticelli D, Persson LG, Lindhe J, Berglundh T. Bone tissue formation adjacent to implants placed in fresh extraction sockets : an experimental study in dogs. Clin Oral Implants Res. 2006 ; 17(4) : 351-358.
11. Zarb GA, Albrektsson T. Consensus report: towards optimized treatment outcomes for dental implants. J Prosthet Dent. 1998 ; 80(6) : 641.
12. Salama H, Salama M. The role of orthodontic extrusive remodeling in the enhancement of soft and hard tissue profiles prior to implant placement: a systematic approach to the management of extraction site defects. Int J Periodontics Restorative Dent. 1993 ; 13(4) : 312-333.
13. Chen ST, Darby IB, Reynolds EC. A prospective clinical study of non-submerged immediate implants: clinical outcomes and esthetic results. Clin Oral Implants Res. 2007 ; 18(5) : 552-562.
14. Evans CD, Chen ST. Esthetic outcomes of immediate implant placements. Clin Oral Implants Res. 2008 ; 19(1) : 73-80.
15. Funato A, Salama MA, Ishikawa T, Garber DA, Salama H. Timing, positioning, and sequential staging in esthetic implant therapy: a four-dimensional perspective. Int J Periodontics Restorative Dent. 2007 ; 27(4) : 313-323.
16. 船登彰芳, 石川知弘. 4-Dコンセプトインプラントセラピー. 審美治療のためのティッシュマネジメントのテクニックとタイミング. 東京：クインテッセンス出版. 2008.
17. Blanco J, Nuñez V, Aracil L, Munoz F, Ramos I. Ridge alterations following immediate implant placement in the dog : flap versus flapless surgery. J Clin Periodontol. 2008 ; 35(7) : 640-648.
18. Fickl S, Zuhr O, Wachtel H, Bolz W, Huerzeler M. Tissue alterations after tooth extraction with and without surgical trauma : a volumetric study in the beagle dog. J Clin Periodontol. 2008 ; 35(4) : 356-363.
19. Iasella JM, Greenwell H, Miller RL, Hill M, Drisko C, Bohra AA, Scheetz JP. Ridge preservation with freeze-dried bone allograft and a collagen membrane compared to extraction alone for implant site development: a clinical and histologic study in humans. J Periodontol. 2003 ; 74(7) : 990-999.
20. Nevins M, Camelo M, De Paoli S, Friedland B, Schenk RK, Parma-Benfenati S, Simion M, Tinti C, Wagenberg B. A study of the fate of the buccal wall of extraction sockets of teeth with prominent roots. Int J Periodontics Restorative Dent. 2006 ; 26(1) : 19-29.

おわりに

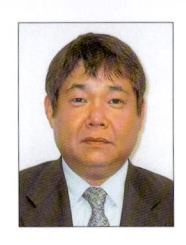

（五十音順）

副会長　上田秀朗

　2002年5月の1stミーティングから今年で7thとなったOJの活動も、年々アグレッシブになっている。回を重ねるごとに新しい仲間が増え、OJそのものと会員一人ひとりが成長していけるのは、実に嬉しく幸せなことだと思う。7歳という比較的若い会ではあるが、インプラント臨床に関しては、高いレベルの学会として認知されてきている。

　発展し続けるインプラントの名前だけが一人歩きしないよう、われわれがこれまで培ってきたインプラント臨床のシステム、利点、操作性など、最新の情報を広く深く伝え、責任を持って未来へつながる役割を継続していくことの大切さを心に刻み、7thの誕生日を祝福したいと思う。

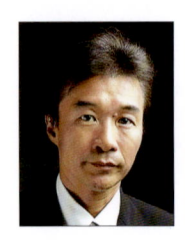

副会長　土屋賢司

　100年に1度といわれる世界的恐慌の時代にあって、現在、経済予測は過去を参考にできない。しかし、あらゆる業界において顕在的なニーズよりも潜在的ニーズを重要視する傾向にあり、歯科においては、ただ噛めるようになった、痛みがなくなったという顕在的な満足感だけではなく、「きれいになった」「健康的になった」といった潜在的満足感を与えることが必須条件になってきている。まさに、インプラント治療も、無歯顎補綴としての目的から、歯周病のリスクを併せ持った口腔への施術が多くを占めるようになり、MIの概念に基づいた低侵襲性をコンセプトに、より審美性の高いものが求められる時代にある。

　そのようなインプラント治療を成功に導いていくために、CTやMRIなどの最新機器などを駆使し、明確な診査・診断を行ったうえで、それぞれの症例に適した治療・技術の選択が必要になってくる。

　このOJで多くの臨床家がより多くの有益な情報交換を行い検討していくことで、歯科治療ならびにインプラント治療がさらなる発展を遂げることを心から願う。

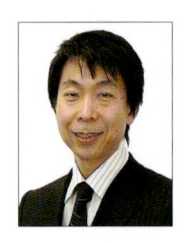

副会長　西村　眞

　これまでの7年間、OJという切磋琢磨できる環境に恵まれていたことに感謝申し上げます。おかげで多様なケースを身近に学ぶことができ、明日の治療への可能性が広がりました。

　また、多数の成功症例に感嘆するとともに、併発症にも真摯に目を向けることを学びました。患者の健康を願う歯科医師は、技術者としてだけでなく、医療者自身が自らの感情とうまくつきあえるほど、自然と患者の感情も整ってくるもの。そうすれば医師と患者は、役割の違いこそあっても、人間として対等であり同等の尊厳を持つ存在となりうることでしょう。

　最後に、これからの患者の健康を担う若きみなさまへ、歯科界のさらなる発展を祈念し、ここに心から御礼申し上げます。

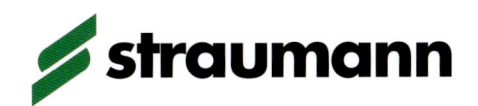

SOFT TISSUE LEVEL IMPLANT LINE WITH SLA® SURFACE

MORE THAN 4 MILLION IMPLANTS · 10 YEAR LONG TERM RESULTS · Straumann® Soft Tissue Level

SLA®の「ダブル・ラフサーフェイス」

二つのラフネスから成る SLA® 表面構造

- ラージグリット・サンドブラスト加工による 20 - 40μ のマクロラフネス
- 酸エッチド処理による 2 - 4μ のミクロラフネス

骨-インプラント接触の相対表面積がより大きく、機能負荷に対して優れた安定性をもたらします。

SLA® (Sand-blasted, Large grit, Acid-etched)
サンドブラステッド、ラージグリット、アシッドエッチド

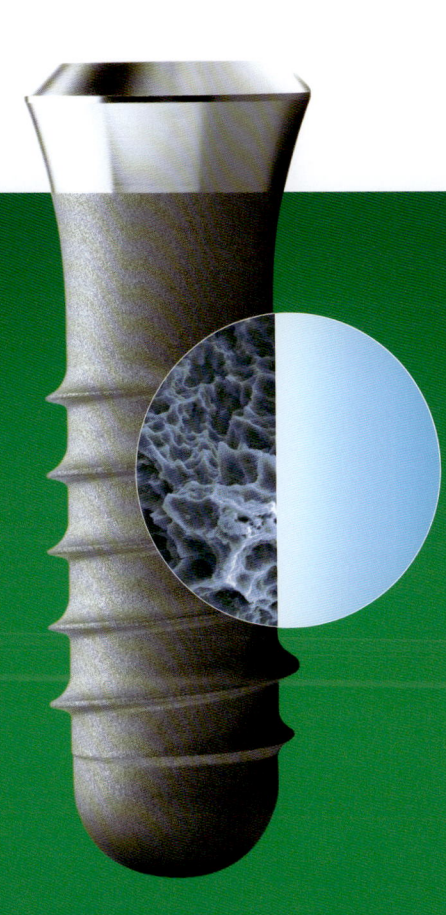

Learn more at
www.straumann.jp

ストローマン・ジャパン株式会社
TEL.　0120-418-995（平日9:00〜17:30）
FAX.　0120-418-089

販売名：ストローマンインプラント（滅菌済）
医療機器承認番号：21400BZY00014000

COMMITTED TO
SIMPLY DOING MORE
FOR DENTAL PROFESSIONALS

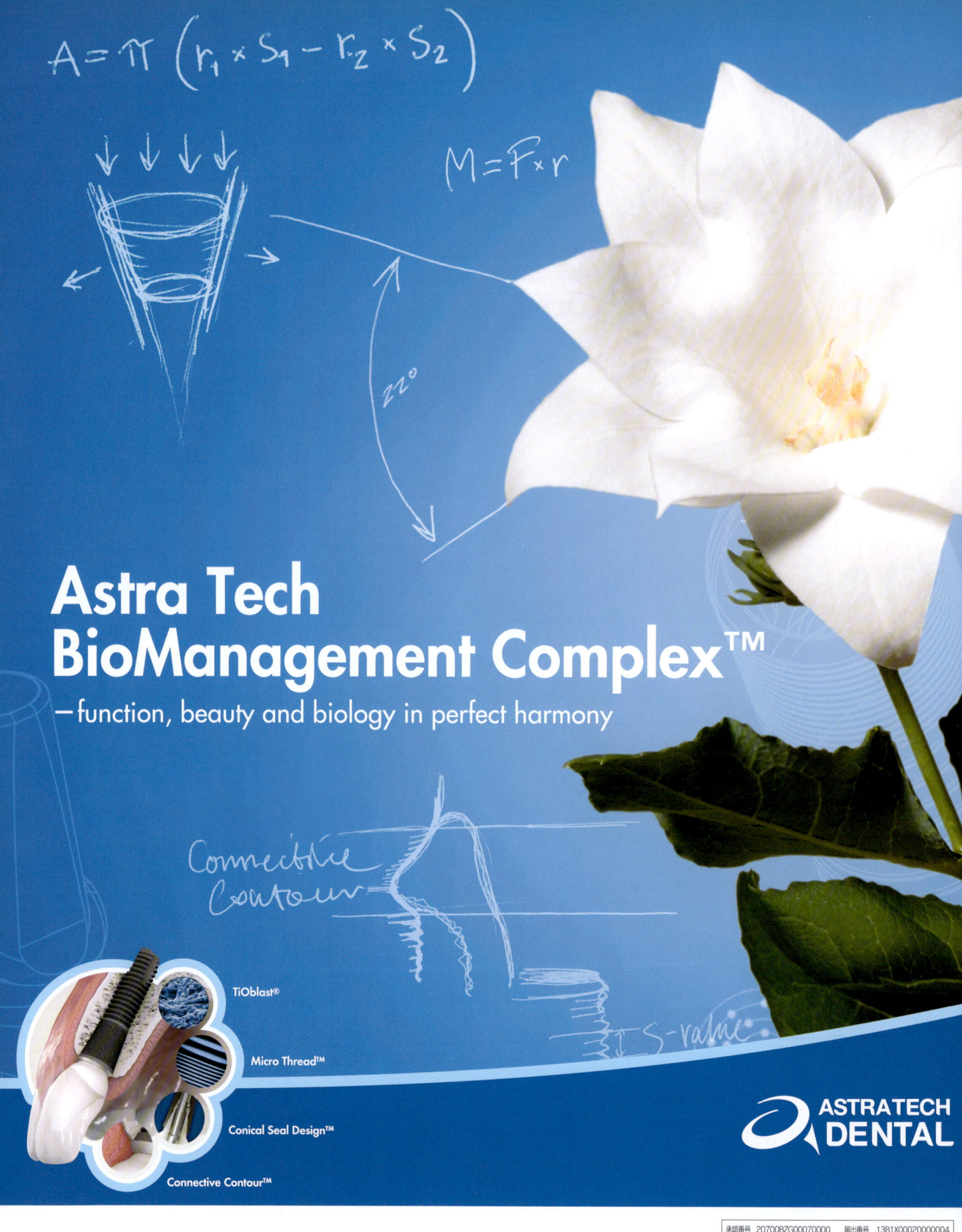

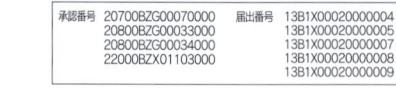

Astra Tech BioManagement Complex™
— function, beauty and biology in perfect harmony

$$A = \pi (r_1 \times S_1 - r_2 \times S_2)$$

$$M = F \times r$$

TiOblast®
Micro Thread™
Conical Seal Design™
Connective Contour™

ASTRATECH DENTAL

承認番号	届出番号
20700BZG00070000	13B1X00020000004
20800BZG00033000	13B1X00020000005
20800BZG00034000	13B1X00020000007
22000BZX01103000	13B1X00020000008
	13B1X00020000009

ASTRA ASTRA TECH

A company in the AstraZeneca Group

製造販売業者 **アストラテック株式会社** 〒151-0051 東京都渋谷区千駄ヶ谷1-7-16 TEL:03-5775-0515 FAX:03-5775-0571 http://www.astratech.jp

the photograph from Analog to Digital

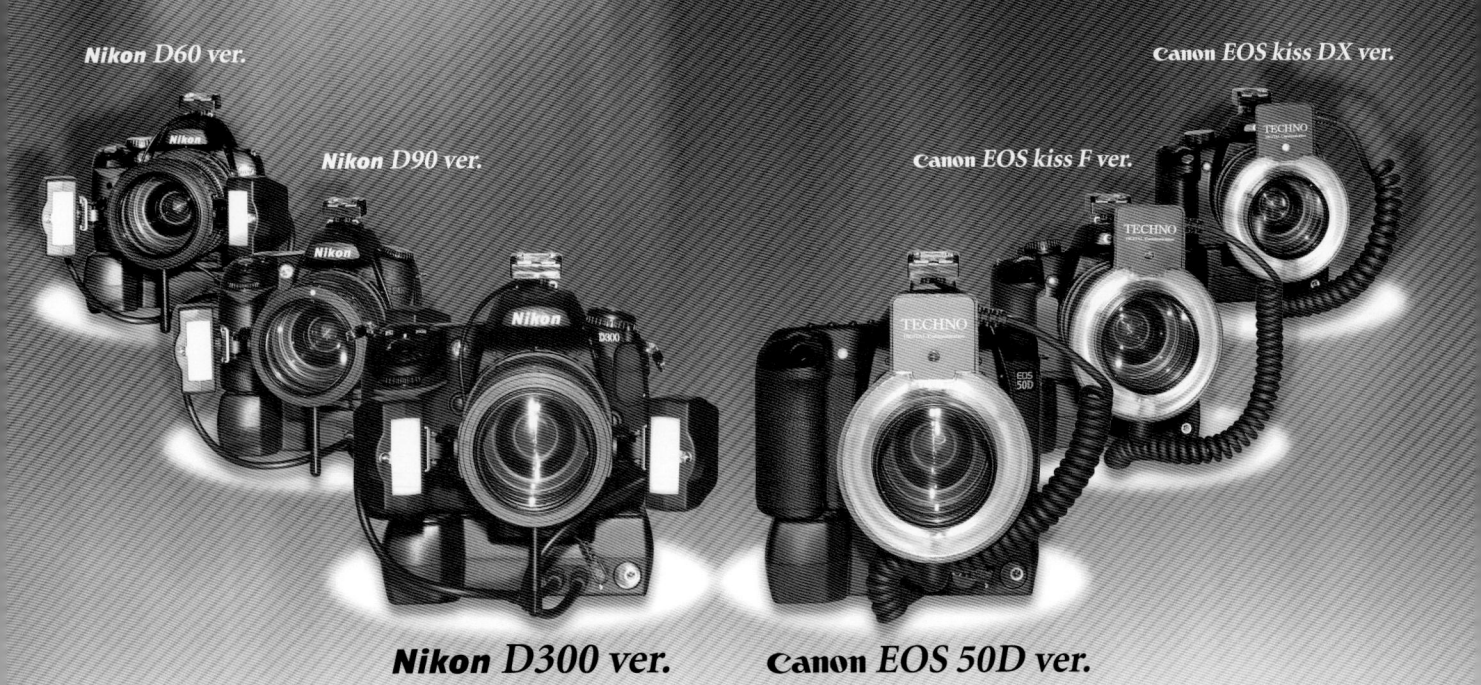

Nikon D60 ver.

Nikon D90 ver.

Nikon D300 ver.

Canon EOS kiss DX ver.

Canon EOS kiss F ver.

Canon EOS 50D ver.

ホームページ情報!
2009年セミナー情報をホームページに掲載いたしました。

キャンペーン情報!
新年度特別キャンペーンを開始('09年5月末まで)

主な仕様

Nikon D300 ver.
- 型式名: DCN9-PRO
- 画素数: 1,230万画素
- 記録メディア: コンパクトフラッシュ
- インターフェース: Hi-Speed USB
- オリジナルストロボキット: タイプDCN／調光可
- 重量: 1,883g
- 寸法: 180×173×208mm (幅高奥)

Canon EOS 50D ver.
- 型式名: DCC13-PRO
- 画素数: 1,510万画素
- 記録メディア: コンパクトフラッシュ
- インターフェース: Hi-Speed USB
- オリジナルストロボキット: タイプDCC／調光可
- 重量: 1,796g
- 寸法: 181×165×208mm (幅高奥)

歯科臨床撮影の理想を実現

クリックストップ操作とシャッタのみの超簡単操作で、常に同じ倍率・明度・色調で撮影できるベストスペックシリーズ。バッテリーパック型コントローラー、白色LED補助光、オートパワーオフ回路など、数々のオリジナル新開発機構を搭載。発光間隔の短縮、弊社従来ストロボ比での大幅な軽量化、倍率、絞り、シャッタ速度の確認と操作性が大幅に向上しました。

Nikon/Canon ver.全24機種から(ご自由に)用途にあわせてお選びください。詳しくはお電話、弊社ホームページ、送付資料にてご確認ください。

ソニックテクノお客様ご相談室
0120-380-080
受付時間 〈平日〉10:00〜12:00／13:00〜18:30(土・日・祝日除く)
ソニックテクノホームページ → http://www.sonictechno.co.jp

TECHNO DIGITAL Communication
臨床写真はアナログからデジタルへ
日本・米国・韓国特許取得済

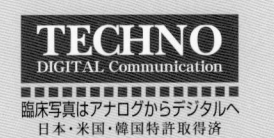

M&D DIGITAL Communication
株式会社ソニックテクノ
〒111-0054 東京都台東区鳥越2-7-4
TEL: 03-3865-3240
FAX: 03-3865-0143
E-mail: info@sonictechno.co.jp

進化する "Made in Japan" インプラント治療のベストソリューション
iCATナビゲーションシステム

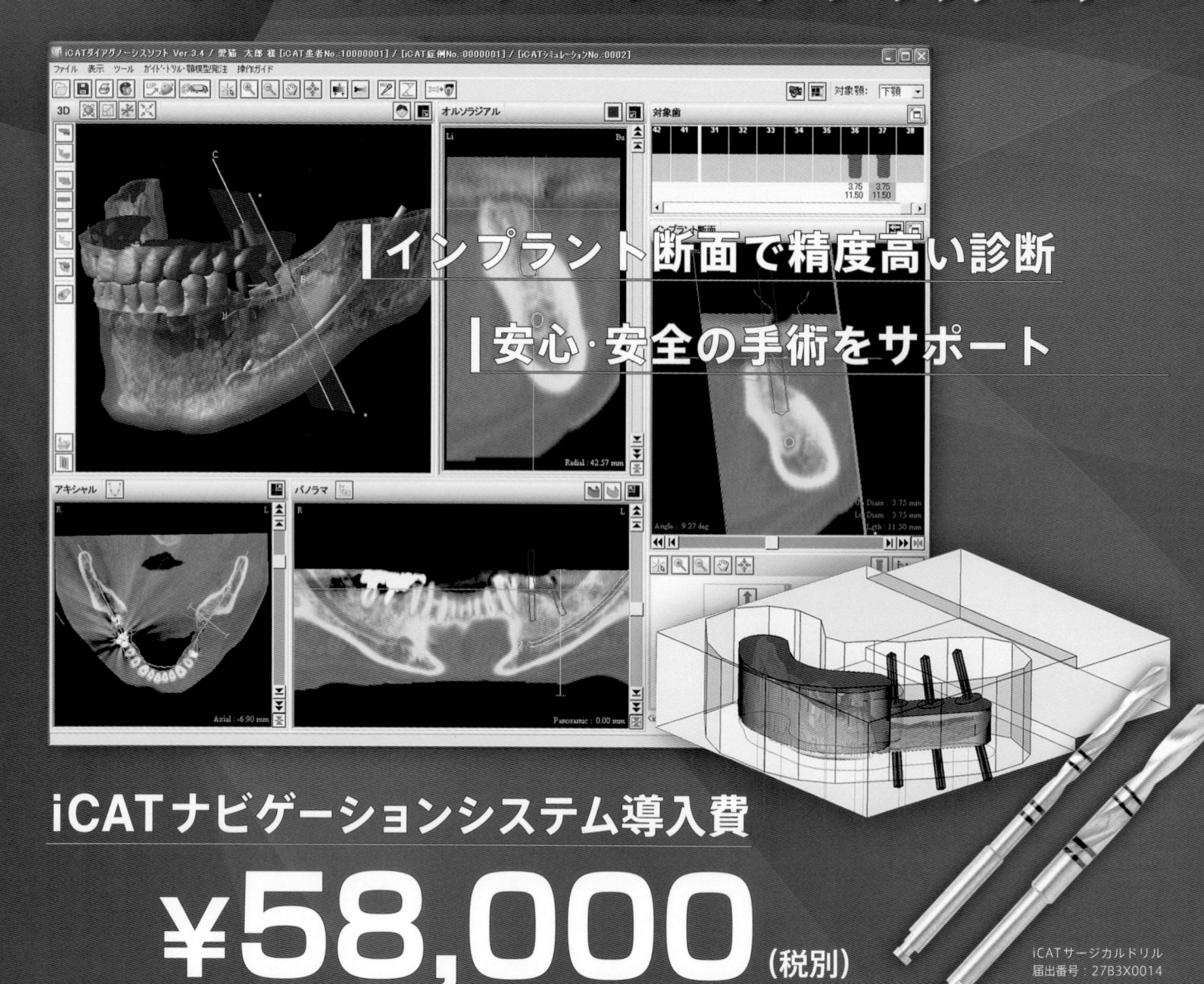

- インプラント断面で精度高い診断
- 安心・安全の手術をサポート

iCATナビゲーションシステム導入費

¥58,000 (税別)

iCATサージカルドリル
届出番号：27B3X0014

iCATダイアグノーシスソフト ZERO
導入費 ¥0　低ランニングコスト

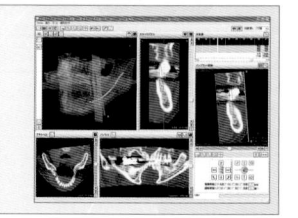

詳しくは **www.icatcorp.jp** または アイキャット 検索

お問い合わせ **0120-167-190** または E-mail **info@icatcorp.jp**
受付時間：午前9:00〜午後6:00（土日祝日は除きます）

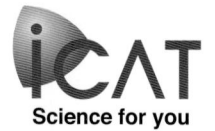

iCAT Science for you

株式会社アイキャット
iCAT Osaka: 〒532-0011 大阪市淀川区西中島3-19-15第3三ツ矢ビル6F　TEL: 06-6886-7299（代表）　FAX: 06-6886-7298
iCAT Tokyo: 〒105-0021 東京都港区東新橋2-10-10 東新橋ビル2F-2

SimPlant® シムプラント & SurgiGuide® サージガイド

次世代インプラント治療…

SimPlant®12とUniversal SurgiGuide®が
（ニューリリース）
貴方をガイデッドサージェリーへと導きます。

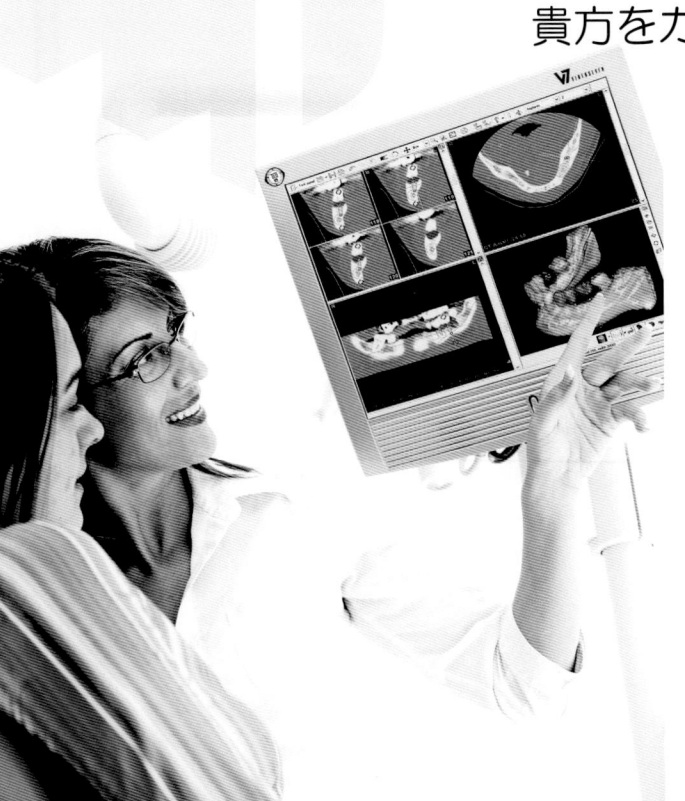

さまざまなインプラントシステム、
さまざまな症例に適応

予知性の高い３Ｄ治療計画と
カスタムメイドのサージガイドでさらに
安全性を高めたインプラント治療をサポートします。

インフォームドコンセントのツールとしても
威力を発揮します。

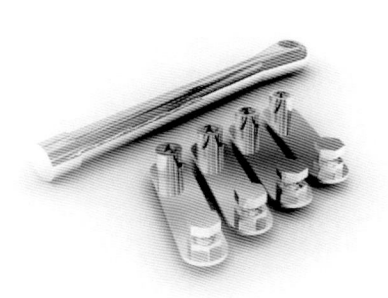

各セミナーのご案内

SimPlant® アカデミー
SimPlant®を応用したトータルリスクマネージメントと経営術
- ☐ ２００９年６月１３日 名古屋会場　古賀剛人先生（千葉県開業）
- ☐ ２００９年６月１４日 大阪会場　　古賀剛人先生（千葉県開業）

SurgiGuide® Certificate コース
実際の豚顎を用いてのSurgiGuide®埋入Hands-onコースです。
- ☐ ２００９年４月１９日 東京会場　小川洋一先生（東京都開業）

適応症拡大の為のSurgiGuide®埋入Hands-onコースです。
- ☐ ２００９年４月２６日 名古屋会場 新美 敦先生
　　　　　　　　　　　　　　（愛知県・中日病院勤務）

下記に必要事項をご記入の上、FAXでお送りください。

☐ コース参加申込　資料請求　☐ 製品資料希望　☐ 製品説明希望

㈱マテリアライズ デンタル ジャパン マーケティング部行　QT200904

病院名	科名
お名前	☐SimPlant®ユーザー ☐一般
ご住所 〒	
電話番号	Fax番号

㈱マテリアライズ デンタル ジャパン
273-0026　千葉県船橋市山野町47-1 横河第2テクノビル
Tel: 047-435-6115　Fax: 047-435-6138　www.simplant.jp

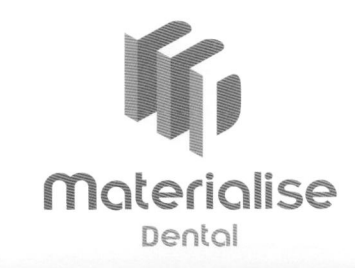

materialise Dental

審美インプラント治療をめざすなら絶対読んでおきたい本

4-Dコンセプト インプラントセラピー

審美治療のためのティッシュマネジメントのテクニックとタイミング

船登 彰芳／石川 知弘 著

CONTENTS

CHAPTER1
4-Dコンセプト&戦略

CHAPTER2
三次元的埋入位置と考察

CHAPTER3
審美領域における抜歯即時埋入の
適応症と分類

CHAPTER4
審美領域における歯槽堤保存と
Root submergence technique

CHAPTER5
4-Dコンセプトにおける歯槽堤増大

CHAPTER6
審美領域における
軟組織マネジメントのタイミングと実際

CHAPTER7
少数歯・多数歯欠損症例における
4-Dコンセプトに基づいた治療計画

CHAPTER8
イラストで学ぶ
4-Dコンセプトのテクニック

4-D CONCEPT

審美インプラント治療を実現するためには
従来のインプラント治療の三次元的考察(近遠心的位置・頬舌的位置・深度&長軸方向)に加え,
「Timing」を考慮する必要がある.
「抜歯」「インプラント埋入」「ティッシュマネジメント」をいつ,どのTimingで行えば審美的結果を得られるのか,
多くの文献,臨床ケースとともに,そのすべてを網羅した一冊.

●サイズ:A4判変型　●216ページ　●定価:13,650円(本体13,000円・税5%)

クインテッセンス出版株式会社

〒113-0033　東京都文京区本郷3丁目2番6号　クイントハウスビル
TEL 03-5842-2272(営業)　FAX 03-5800-7592　http://www.quint-j.co.jp/　e-mail mb@quint-j.co.jp

インプラント治療に自信がつく!
関連器具・機器の使い方とポイントを凝縮

インプラント手術をマスターするための
関連器材マニュアル
診断用器材からピエゾサージェリーまで

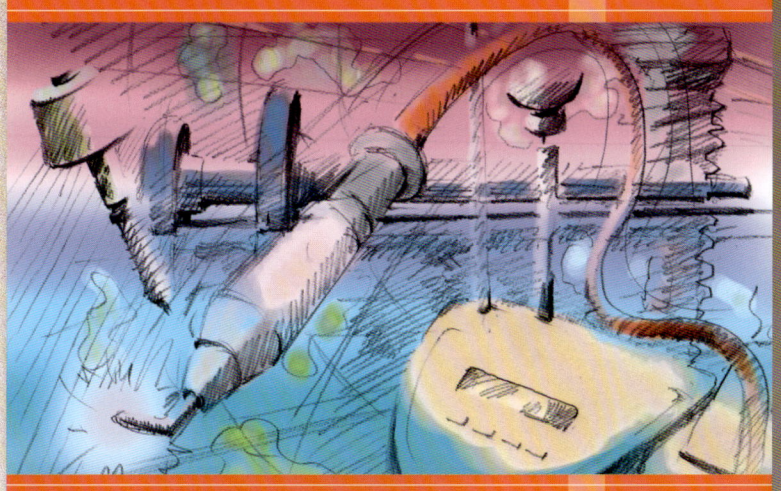

春日井昇平・古賀剛人・嶋田 淳 編

クインテッセンス出版株式会社

CONTENTS

第1章　診査・診断ツール
　　　　　　　　小出直弘／椎貝達夫

第2章　外科基本ツール
　　　　　　　　古賀剛人

第3章　インプラント埋入ツール
　　　　　　　　小林　博／藤関雅嗣

第4章　ティッシュマネージメントツール
　　　　　　　　嶋田　淳／白鳥清人

第5章　上顎洞底挙上ツール
　　　　　　　　嶋田　淳／呉本時男、川原　大

第6章　補綴関連ツール
　　　　　　　　永田　睦

第7章　ピエゾサージェリーの応用
　　　　　　　　春日井昇平、清水勇気／
　　　　　　　　小川勝久／白鳥清人

診査・診断、外科手術、骨造成、インプラント埋入、上顎洞底挙上術など、各治療ステップで用いる器材を実際の臨床例とともに示し、適切な術式が体系的に習得できる内容。また現在、世界各国で応用されているピエゾサージェリーの特徴も詳しく紹介した。すべてのインプラント臨床医にとって待望の一冊である。

● サイズ：A4判変型　● 128ページ　● 定価：8,400円（本体8,000円・税5%）

クインテッセンス出版株式会社
〒113-0033　東京都文京区本郷3丁目2番6号　クイントハウスビル
TEL 03-5842-2272（営業）　FAX 03-5800-7592　http://www.quint-j.co.jp/　e-mail mh@quint-j.co.jp

別冊 Quintessence DENTAL Implantology
即時埋入 vs. 待時埋入
オッセオインテグレイション・スタディクラブ・オブ・ジャパン
7th ミーティング抄録集

2009年4月10日　第1版第1刷発行

監　　修　　木原　敏裕
　　　　　　（きはら　としひろ）

編　　集　　夏堀　礼二／船登　彰芳／石川　知弘／水上　哲也
　　　　　　（なつぼり　れいじ）（ふなと　あきよし）（いしかわ　ともひろ）（みずかみ　てつや）

発 行 人　　佐々木　一高

発 行 所　　クインテッセンス出版株式会社
　　　　　　東京都文京区本郷3丁目2番6号　〒113-0033
　　　　　　クイントハウスビル　電話（03）5842-2270（代表）
　　　　　　　　　　　　　　　　　（03）5842-2272（営業部）
　　　　　　　　　　　　　　　　　（03）5842-2276（QDI編集部直通）
　　　　　　web page address　http://www.quint-j.co.jp/

印刷・製本　　サン美術印刷株式会社

©2009　クインテッセンス出版株式会社　　　　　禁無断転載・複写
Printed in Japan　　　　　　　　　　　　　　落丁本・乱丁本はお取り替えします
　　　　　　　　　　　　　　　　　　　　　　ISBN978-4-7812-0070-5　C3047

定価は表紙に表示してあります